治ってますか？発達障害

南雲明彦
浅見淳子

Naottemasuka?
HATTATSU-SHOUGAI

NAGUMO Akihiko × ASAMI Junko

花風社

治ってますか？ 発達障害 もくじ

2 二次障害に向き合う

3 心と身体のつながりを知ってシンプルに治す

ゲスト：栗本啓司（からだ指導室あんじん主宰）

学習障害があるはずの人、ないはずの人／学習障害のある人の身体の使い方には特徴がある？／苦手でもトライすることは発達上意味がある／弛めることが大事／「頑張れない人の気持ちをわかってください」って言われたらどうする？／不安への身体アプローチ／不安は頭の過活動／自然にやっている身体アプローチ／「苦しみ続けたい人」にできること／家族全体でラクになる／学習の保障が不安を解消する／潔癖症が治る過程／苦しみ、痛みとの向き合い方／考えるより感じる／二次障害とぶつかり稽古／ラクになると、精度が上がる／治る人から治る

4 社会に発達障害をどうわかってもらうか作戦会議

啓発を再定義する／学校側に合理的配慮を提案するために／自分に余裕がないときは／才能がある？ それで？／「才能」と「障害者枠」究極の二択という就労支援の現実／普通のコミュニケーションをしてみよう／社会が理解すれば棚からぼたもちが落ちてくる？／「リアルな」理解を／理解より経験値が必要な時もある／社会の理解の先にあるものを見よう／楽観も悲観もあるけれど、希望も捨てない

1 一次障害と真っ向勝負

ラクになって成長するという空気を作ろう

浅見　南雲さん、ようこそ。これまで自閉症を中心とした発達障害の本を出してきた私ですが、今回こうやって南雲さんと本を作ることになるのは、私にとって実は意外な展開なんですよ。

南雲 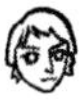 今回はよろしくお願いいたします。僕の方も一回どこかで遠くの方からニキ・リンコさんをお見かけして「わ、あれが有名なニキさんか!」と思ったくらいのご縁しか花風社さんとはありませんでした。「ゴーグルみたいのかけてるぞ!」とか。でもふとしたきっかけで浅見さんのブログ、「治しやすいところから治す――発達障害への提言」(http://blog.ne/jp/tabby222) を見つけて読むようになって、その内容のあまりの率直さに……となって(笑)。

 わはは、毒舌ですかね? でも結構最近は南雲さんもネット上で思いきったことおっしゃっていますよね。時々「ブラック南雲」になって黒い発言してますよね。こんな感じ。

 「ディスレクシアだから本は読めなくても大丈夫」という人がいたら、あまり真剣に話を聞かない方がいいですね。本の方がしっかり悩みにつきあってくれ、解決策を模索してくれます。

「ディスレクシアだから本は読めなくても大丈夫」って言うこと＝支援、っていう気になってしまう人の多い中でこの思い切った発言！ たしかにブラックです。まあ本当に、南雲さんのおっしゃるとおりなんですけど（笑）。「本は読めなくていいんだよ」とか言う支援者よりは本の方がはるかに役に立つのは間違いない！

実は最近になって、浅見さんの影響もあって（笑）「そうかここまで言っていいんだ」というバリアがふっきれたというか、本音を出してきた部分があります。三十代になったし。

三十代になったばかりなんて、本当にまだお若いんですね。先が長くて、なんでも挑戦できそうな年齢ですよね。もちろんどんどん発達していくのにも全然遅くない年齢です。

でもまあ、南雲さんのように「多くの人と仲良しでいられる能力」がある人は、それを活用するのもいいんじゃないかって思いながら見守っています。私にはないいんですよ、「多くの人と仲良しでいら

れる能力」は。その代わり「暴言力」にはあり余るほど恵まれているので、それを思う存分使っているんです。

(笑)。

だから「どっかで誰かが怒っているんだろうな」なんて思いながら「発達障害って、実は治るよね」とか「社会の理解？ 限界があるでしょ？ それより自分が努力すれば？」とか好き放題言っているんです。

　そして現状、「発達障害者のありのままの姿を社会が受け入れよ」という方針の「ありのまま伝説」を信奉している支援者たちの間では、そういう発言って暴言扱いされてしまうみたいですが。それでもやはり、社会できちんとやっていける子を育てたいという支援者・保護者の方からは支持をいただけるんですよ。

当たり前だと思います。「ありのまま」では飯は食っていけないですから。

はい。でもね、南雲さんのように先の長い人がブラック発言をすると、「いけいけ～」と面白がりつつも、「よい子は真似をしないように」とも正直思ったりします（笑）。

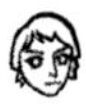 それでも「本人の成長を促す」という方針の浅見さんの出版物によって救われている人もいっぱいいるでしょう。

 そうですね。それがありがたいことですしうれしいことです。「発達凸凹の人に幸せになってもらいたい」という気持ちに嘘偽りはないのでね。そこは絶対にぶれないので、志が同じ人たちにどんどん出会えるんだと思います。そして今回はそうやって南雲さんと巡り会ったわけです。

 僕も浅見さんのブログだけではなく、花風社さんの出版物にも遅まきながら目覚めて、「社会の中に生きる」「成長を目指す」という志を共有しているのもわかったし、具体的に実践できることがたくさん提言されているのに感心しました。今必要なのはよい支援や医療にどうつながるかではなく、今ここでできることの情報。それを求めている人が多いと思います。

という意味で最近では「発達の近道」として「身体アプローチを紹介しているんです。

元々僕も野球やテニスをやってきたので、花風社さんの提言している身体からのアプローチというものにもすっとなじめる土台がありました。障害がある子にはないものもいっぱいあるけどあるものもいっぱいあるので、持っているものを存分に使うという考えは大事です。身体だって、その一つです。

たしかに。それにね、身体アプローチって身体面だけじゃなく様々な面に即効性があるんですよ。情緒面にも、認知面にも、知的な面にも。当たり前なんですけどね。情緒も認知も知的作業も、全部身体にベースがあることなんで。

全国で子どもたちに出会うので、そういう知識を伝えていきたいなあと思います。何より僕の仕事の原点は、これからの子どもたちに「自分のような思いをさせたくない」なので。

その原点は、私も共有していますよ。南雲さんとは違う角度からかもしれないけど。これまで発達障害の人がしてきた苦労を今後はさせたくない、っていうのが私が仕事している大きな動機ですね。

共通した仕事の原点：
「もうこれからの人に同じ苦労はさせたくない」

南雲さんも青春時代、学習障害とそれに伴う二次障害で苦労されたみたいですものね。

はい。学習障害というものを知らなかったので、なんで当たり前のことができないんだろう、とわけがわからずに二次障害になりました。うつや強迫性障害を経験しました。不登校になり、進学校から定時制など、転入、編入を繰り返し、四校目、二十一歳でようやく高校を卒業しました。その間に入院も経験し、荒れた時期も過ごしました。

南雲さんの青春時代について書かれた本（『僕は、字が読めない。』小菅宏＝著／集英社インターナショナル）を読むと、その当時のご苦労がよくわかりますね。でもね、私はあのご本を読んで思ったんですよ。「もうこれからの発達障害の人はこういう思いをしないですむだろう」と。そのために花風社だって本を出しているんだしね。

花風社さんの本は、脳がラクになるための方法がいっぱい書いてありますね。ラクになってこそ、頑張れる余裕ができるのだという提言をしていますね。

そうなんです。

浅見さんと出会って、ラクになれるための方法があるならやってみようよ、という空気を作りたいと思うようになりました。成長のためにこそ、ラクになるのは大事なことなので。それを子どもたちに伝えたいと思うようになりました。

子どもたちは「普通」になりたがっている

という志を共有していることがわかるまで南雲さんと縁がなかった理由の一つなんですが、実は私、学習障害の人って、自閉圏の人ほど「異文化」ではなくて、「普通」に近い人たちなんじゃないかっていう思いがあったんです。私は自閉の人の「普通ではないところ」って結構好きなんです。つきあっていて面白いでしょ。

「普通」ってなんでしょうね。僕も「普通」って何かな、ってずっと考えているんです。

えっとね、たとえば南雲さんも出張の多いお仕事をされているから、お仕事先でどこかに宿泊することとか多いでしょ。

はい。

そんなときホテルの部屋に、こんな紙があったりしますね。

「お客様の声をお聞かせください」

要するにそのホテルへの宿泊体験に関するお客様へのアンケートですね。よくこういうことを書いたアンケート用紙みたいなのが部屋に置いてあります。

たとえば読み書き障害の人の場合、そういう紙を見て文字がゆがんだり、そういうことが起きるんですよね（編注：読字障害）？　そしてたとえば「掃除が行き届いてないなあ」と思ってそれを書きたくても、ああいうのって書き込む欄がとても小さかったりして、書き込むの大変だったりするんですよね（編注：書字障害）？

文字がゆがむのは視機能の問題もあるので、必ずしもそれが読字障害と言いきれませんが、読めなくて困るのは確かなんです。ホテルに着いて、フロントに宿帳がありますよね？　特に僕、今新潟県に住んでいるんで。潟って結構書くの難しくて。

本当だ。そういえば宿帳ってなんで書くんでしょうね。住所はもう予約の時にわかっているのにね。

だから宿帳は、サインすればいいだけにしてもらっています。

それで十分ですよね。そしてそういう場面で配慮が受けられるように、「書くのが苦手な人がいる」と社会に知ってもらうのはいいことだと思います。書字障害の人がいる。知的に障害がなくても、機能的に字を書くのが難しい。それを知らせて宿帳をサイン一つで済ませられるようになるための理解はどんどん広がればいいと思います。そして南雲さんの活動もそれに貢献しているでしょうね。
　だけどそういう困難さは、自閉症の人の困難さに比べてまだ想像しやすいんです。

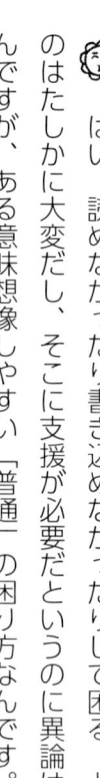

そうですか。

はい。読めなかったり書き込めなかったりして困る、というのはたしかに大変だし、そこに支援が必要だというのに異論はないんですが、ある意味想像しやすい「普通」の困り方なんです。読めない書けないでは困るだろうなあ、と想像がつくわけです。知的には遅れがなくて知的好奇心はあっても、特定機能が障害されていてじゅうぶんに満たされていないわけですからね。

でも自閉圏の人が「お客様のお声をお聞かせください」という紙をホテルで見てやりがちなことといえば、紙に向かって「あー」とか声を張り上げたりするわけですよ。

 わはは。

 これ、実際にあったエピソードなんですけどね。「お声をお聞かせください」と書いてあったら、自閉の人はやっぱり紙に声かけちゃったりするんですよ。自閉圏の人は、世界の切り取り方が違うんですね。

お化粧室の個室の中に「トイレットペーパーは使い切ってください」と書いてあるとします。学習障害の人は字が躍って読めないのかもしれない。でも自閉の人は例え字が読めたとしても「困ったな。とうてい一回じゃ使い切れないぞ」と悩んでしまったりするわけです。

つまり、世界のとらえ方において、自閉圏の人の方が学習障害の人よりより異文化だと思っていたんです。そして私はもともと異文化交流の仕事をしてきて、その延長として発達障害のお仕事に巡り会ったので、より異文化である（と私が考えてきた）自閉症の人との交流を進んでやってきたのかもしれません。もっともこの考えも、仕事を通じて変わりつつあるんですが。まあそれはまた追々お話していきましょう。

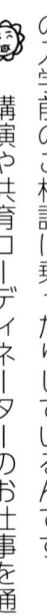

確かにそういう意味では、自閉圏の人より普通なのかもしれません。僕は講演活動で全国を回ったり、共育コーディネーターの仕事で子どもたちを含む色々な方々にお会いする中で、「普通」という言葉によく出会う機会があります。

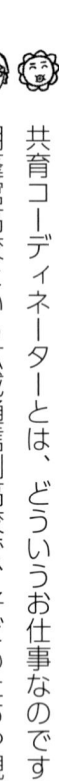

共育コーディネーターとは、どういうお仕事なのですか？

明蓬館高校という広域通信制高校で、子どもたちや親御さんの入学前のご相談に乗ったりしているんです。

講演や共育コーディネーターのお仕事を通じて、たくさんの

お子さんたちと出会う機会があるのですね。

はい。そしてそういう場で実際学習障害のある子どもたちと話すと、「普通に勉強したい」とか言うんです。その子たちの言う「普通」ってなんなんだろうとすごく考えていました。でも特別支援教育の関係者は、「ありのままでいいんだよ」とか言うでしょう。そこに強い違和感を覚えます。

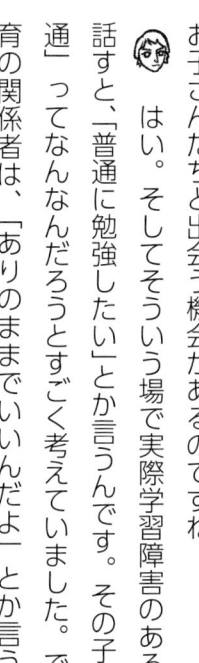

「ありのままでいいんだよ」という言葉に子どもたちは慰められていない

あれは違和感ですね〜。たぶん慰めのつもりなんだと思いますよ。でも子どもたち、「ありのままでいいんだよ」という言葉に実はそれほど慰められていないでしょ。

クラスの中にいれば、普通にできる子を目の当たりにし続けているわけです。羨ましいとか追いつきたいという願望が出てくるのは自然なことなんです。

当たり前のことだと思います。

僕も不登校は経験ありますが、不登校だってそのままにしておいていいわけがない。「普通に学校に行きたい」と願っている子どもたちにどうして「普通を目指さなくていい」なんて簡単に言えるんでしょうかね。たとえば、不登校になって家にいるとき、下校時の同級生たちの笑い声が聞こえてくれば、「一緒に帰りたい」と思うのは自然なんです。

そうよね〜。みんなが学校に行っているんだから、行けるものなら行きたいわよね〜。

その願いを聞かず、すり替えるというのは、ごまかしであり、子どもの意思を尊重しないことと同じだと考えています。「普通を目指す」って、格好いいことですよ。胸を張って、目指したらいいんです。

それでも「読めないなら読めなくていい」「不登校なら不登

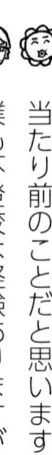

校でいい」と言うことが支援だと思われていることって多いですよね。「弱いところがあっても強いところを伸ばせばいい」とか「障害は個性だ」と考えたがる人も多いですよね。南雲さんはどうですか？ 障害は個性だと思いますか？

思わないですね。それで得したことはないですから。（笑）でも障害があるからこそ、新たな思考が生まれます。どういう思考をしてどう乗り越えるかには個性が出てくると思います。

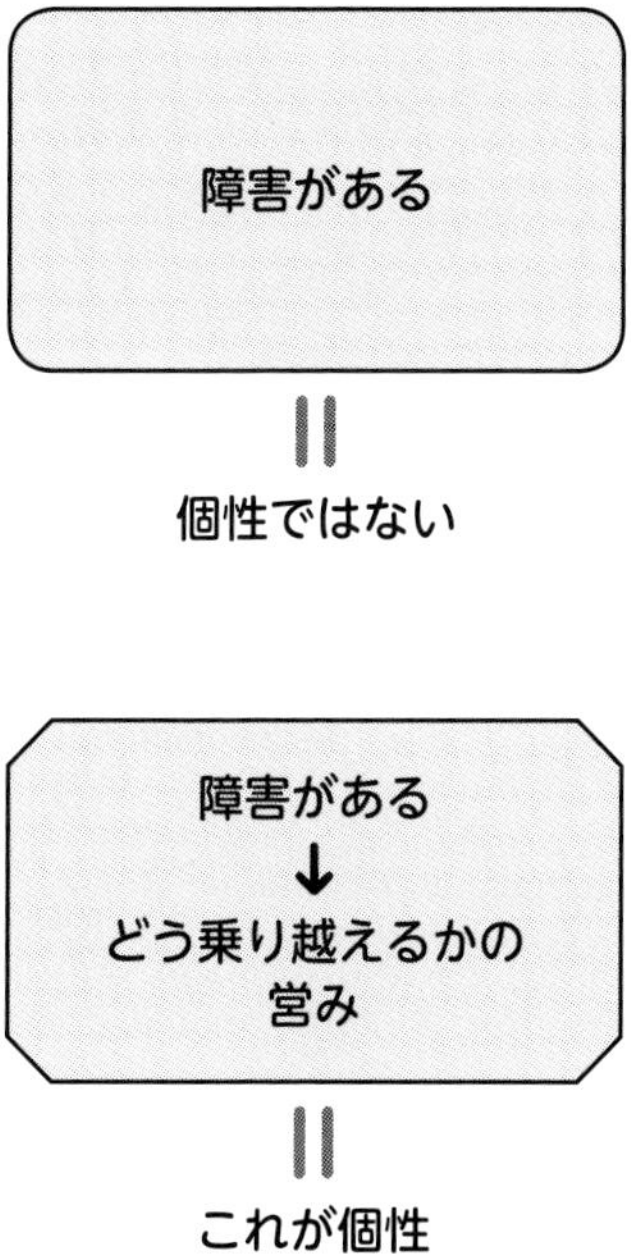
障害がある
＝
個性ではない
障害がある
↓
どう乗り越えるかの
営み
＝
これが個性

なるほどね。それはでも、人類共通だな。壁にぶち当たって、それで乗り越えるところに人は個性を発揮します。そのための営みを南雲さんは「思考」と呼んでいるんですね。

その思考の部分を伝えていきたいんです。それで講演活動などをしています。

「普通」って何？

私はね、二〇〇四年に『自閉っ子、こういう風にできてます！』という本を出しました。おかげさまで多くの方に読んでいただいて、現在も版を重ねています。この中で自閉っ子のニキ・リンコさんと藤家寛子さんが、自閉症にまつわる困難性をユーモラスに語ってくれています。

当時藤家さんは、基本的に在宅生活・無職でした。この本が出てベストセラーになっている間にも、実は二次障害から心身共に崩れたり、ひきこもった時期があったり、大変だったたんです。そもそもこの本が出た頃は、お二方とも今よりずっと体力がなかったんです。季節によっては身体が動かなかったり、外に出られなかったりして、とうてい家の外で労働に耐えうる身体ではなかったんです。

体力がないのはやはり、不便なんですね。体力がないだけで、外に働きに行けない、社会参加がやりにくいわけです。体力がなかったら鍛えればいいじゃないと思うでしょうけど、身体を鍛えるほどの体力もないわけです。でもお二方とも努力というか、生きやすくなるための工夫を重ねられ、今はそれぞれずっと健康になり、夢に見たような仕事をし、本当に幸せに暮らしているんです。結果として、体力も以前よりずっとついたんですよ。そして、発達障害の人にありがちな過敏性もぐっと緩和されたんです。

何しろ藤家さんは、販売業についています。以前のように過敏だとお客として行くことさえ難しいお店の中で、接客する側として、社会人として活躍しています。体力も接客スキルも実行機能も社会性も必要な仕事でプロになっています（編注：在宅生活から就職に至るこの間の記録は『30歳からの社会人デビュー』藤家寛子＝著 に詳しい）。

ニキさん、藤家さんそれぞれ個性のある発達を遂げられ、それぞれ理想とした生活に結びついたので、その間の十年間を『10年目の自閉っ子、こういう風にできてます！』という本にまとめました。そして「普通を目指さなくてもいい、幸せを目指してください」というキャッチコピーをつけたんです。つけたのは私です。どうしてかというと、かつてお二方は世の中に強い違和感を覚え、「普通」を目指して苦しんだ時期がありました。でもどう幸せになっていったかっていうと、普通のやり方じゃなくて、自分なりのやり方を追求していったからなんです。

自閉症の人たちは「世界の切り取り方」が大多数の人と違うので、世界の仕組みがつかめないわけです。「お声をお聞かせください」と書いてあるので「わー」と言って笑われる、叱られる。理由がわからない。そういう苦労をするわけです。だからその中でみんなと同じになりたいという切実な気持ちを持つ人も多い。時にはそれが過剰になってしまう。

　でも社会って実は結構優しい場所だったりします。だから普通にならなくても幸せになる方法はいくらでもあるんです。そこで「普通は目指さなくていい。幸せを目指してください」というキャッチフレーズをつけたわけです。

　でもそれはあくまで版元の私の意見なんですね。ニキさんによると、今でもわりと普通を目指す気があるようなんです。少なくとも、普通を目指さないことを自分としては強調する気はないと言うんです。

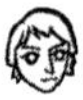 そうなんですか。

 そうなんです。でもね、とにかく定義が厳密な方だから「じゃあニキさんの考える普通って何?」ってきいたら、ニキさんにとっての普通って、「他人が主役の場所にいて悪目立ちしない」ことな

んだそうです。

饗宴の絵ですね。

そうです。別に社会に生きている人々は一糸乱れぬ行進をしているわけではなく、饗宴に興じているようなものなので、好きなようにそこに参加していればいい、というのが私の持っている社会観です。

共存って、同じ舞台上でみんなが好きにしていることですもんね。

そうなんです。だから別に、社交的でなくてもいいんです。手酌で楽しく隅っこで飲むのも社会参加だと思うんですよ。ニキさんも基本的にはそれに納得していると思うんだけど、すごい理屈でとらえて道を構築していく人なので、「普通」という言葉に対し、何か定義を抱えているんじゃないかときいてみたんです。そうしたらそういう答えが返ってきて。

素直な方なんですよね。

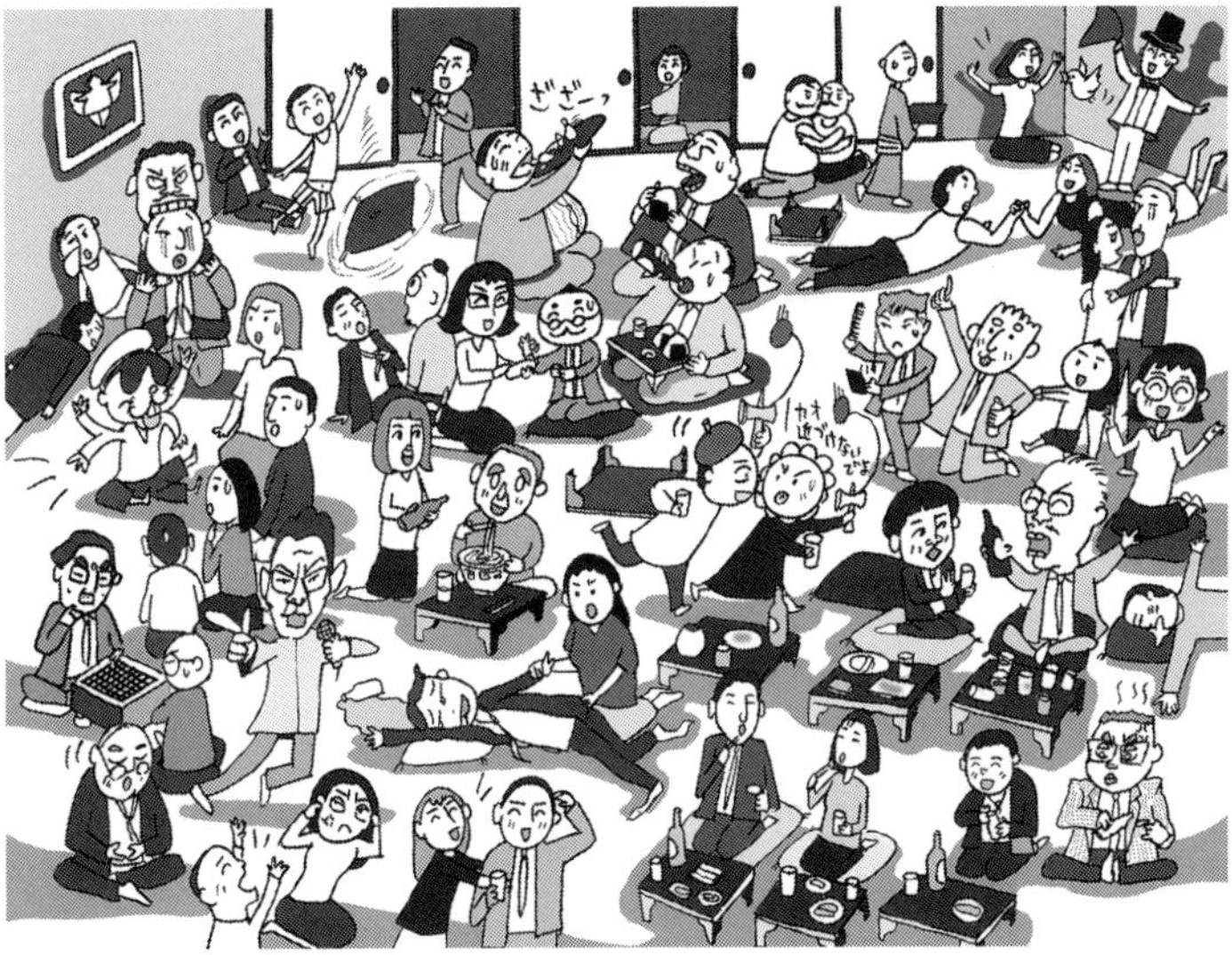

社会に参加するための方法は多様性が許されている。

素直な方です。でも話が長いんですよ。長くておまけに厳密に定義しないと話が進まないんです。実は結論が平凡に終わることも多いし（笑）。

でもこの場合、ニキさんの意見は参考になりましたね。ニキさんの「普通」の定義をきいて私、考えたんです。普通の子でいるメリットって何？って。それで思いついたんです。まず、普通の子って叱られないですよね。なんで叱られないかというと、目立たないから。その他大勢だから。

たしかに。

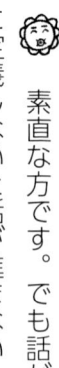

学校とかでも、普通だと特別な関心が払われないでしょう。なんか目立つことやっているから先生とかになんか言われてしまうんです。でも、目立たないと平和でいられるでしょ？　それが一つ普通っていうことのメリットだなと思いました。

そのあと『発達障害の再考』（風鳴社）という本を読みました。玉石混淆の原稿を各先生方が持ち寄っている本ですが、いい文章も載っていました。とくに、教育ジャーナリストの品川裕香さんが寄せている「すべての子どもに今こそ必要な教育は何か」という一文を読んで、さらに「普通」の考察が深まりました。

産業としての支援側の論理を知っておこう

さっき南雲さんは「特別支援教育の関係者」という言葉を使いましたね。「ありのままでいいんだよ」とのたまうあの一群の人たちのこと。俗に支援者と呼ばれる人たちです。

はい。

私のジャルゴン（編注：特定の世界で通じる独自の用語・専門用語）では、彼らを「ギョーカイ」と呼んでいます。彼らを動かしているのもやはり産業界と同じく経済効率なんだけど、それをなぜか隠そう隠そうとしているなあ、という意味を込めてね。

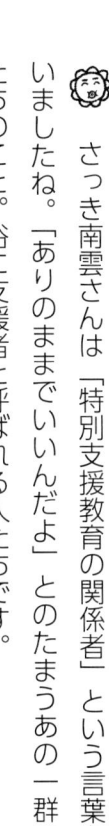

産業としてのギョーカイは、面倒みている障害者の頭数と重さに応じて国や自治体から事業費を得ているので、なるべく多くの人がなるべく長い間なるべく重い障害に留まってくれると儲かるわけです。治らない、成長しない障害者がいっぱいいると、ギョーカイは儲かる仕組みになっています。

もちろんこういう悪条件（笑）のもとでも「なんとか当事者に力をつけたい」という志を持っている支援者の方もたくさんいます。とくに現場で当事者の幸せを考えた活動を優先して地道に仕事をしている支援者の方の中に、ご本人の成長を促そうという支援を模索している方がたくさんいます。そういう人は治すのに忙しくて、あまり言論活動はしないから目立たないかもしれませんが。

とにかく現行の仕組みでは、「治らない人が多い方がギョーカイ的には安泰」なわけです。

これはもちろん国の利害とは対立するし、自力をつけたい障害当事者とも利害を共有できないのですけどね。

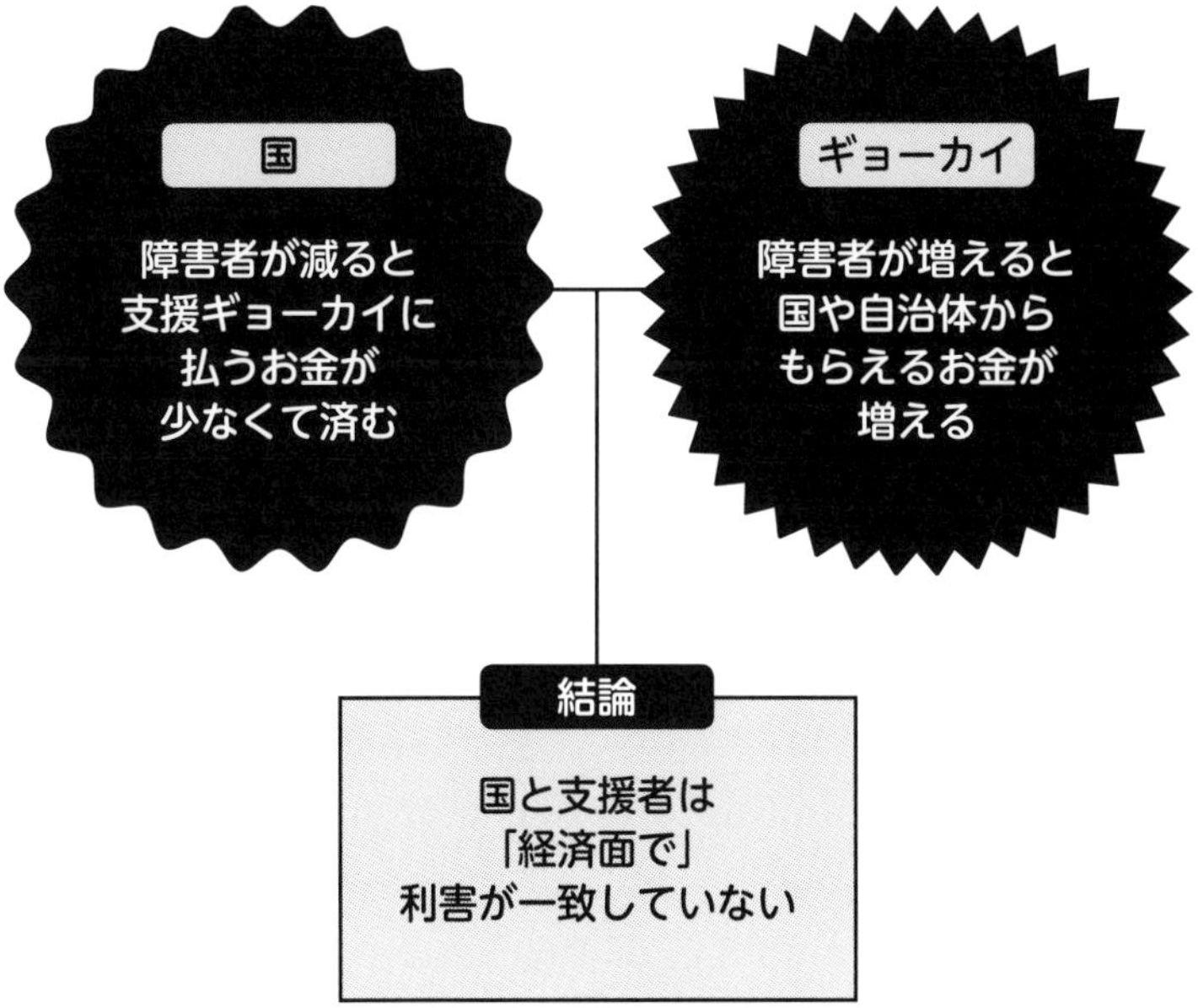
国
障害者が減ると
支援ギョーカイに
払うお金が
少なくて済む
ギョーカイ
障害者が増えると
国や自治体から
もらえるお金が
増える
結論
国と支援者は
「経済面で」
利害が一致していない

このシステムの是非はここでは論議しません。ただ支援を受ける側としては、支援者という人たちがどのような産業構造のもとで仕事をしているか、知っておいた方がいいということを言うに留めます。

まあそのギョーカイの人々は、何らかの理由で、「ありのままでいいんだよ」という主張をするわけです。もしかしたら善意なのかもしれないし、善意以外の理由があるのかもしれません。そしてご本人に力をつけるよりも、「ありのままの姿でやっていけるように社会に変わってもらう」ために活動するのが支援だと信じている人は支援する方にもされる方にも相当数いるわけです。

だから、発達障害のある子が反社会的行動に出た場合こういう理屈をこねるわけです。「この子たちはありのままでいい。でもありのままだと弱いところがたしかにある。社会に障害特性への理解がないからいじめられて、だから二次障害を起こして、そして犯罪を犯した」。つまり、発達障害の子が犯罪を犯したり、反社会的行動に出るのならそれは社会のせい、社会が障害を理解すればそういうことは起きないんだと。割とこの考え方が好きで主張するギョーカイ人は多いです。

　ところが前出の一文の中で品川さんは海外の研究等にもあたり、「犯罪学はそう考えない」と報告しているんです。反社会的行為にはそれを引き起こすリスク要因とそれを予防する保護要因がある、と書いています。そしてリスク要因の一つが低学力だそうです。しかも小学校四年生レベルの読み書き。これができない子は、反社会的行為のリスクが高まる、と。

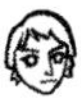 なるほど。

 そういえば特別支援教育が始まる前にした取材のときに、特別支援教育の先進国では障害のある子にも学力をつけることにこだわっていることが印象深かったんですよね。知的障害がある子に関しても、同じカリキュラムではないけどここまでは来なきゃいけないというのにわりとこだわります。結果にこだわるからこそ、そこ

にたどりつくための方法は色々許すんですね。

これを許さない教育現場で起きていることを、品川さんは「教育的ネグレクト」と名付けています。

なるほど。

その子にわかりやすい方法で学習すること、学習が保障されることは権利である。一定の学力をつけることは権利である。だからそのために学習方法の多様性を許すんです。それは低学力が反社会的行為に結びつくという結論がもう出ているからなのかもしれません。そうなると学習の保障ってすごく大事ですね。

学習障害は生活障害

おっしゃるとおりですね。基礎となる学習の土台である読み書きができないことで何が困るかというと、生活が困るんです。

そうか。そりゃそうですね。学習障害、という名前がついているからついつい学業の場面ばかりを思い浮かべてしまいますが、Learning Disabilities なのだから、学習する機能にバグがあるということですね。

そしてたとえば失読症（編注：視覚や発声機能に異常がないのに、文字を理解することができない、または読むことのできない症状）なら、「読むこと」を失っているのではなく、「読み込むプロセス」を生得的に失っているんです。それで困るのは学習だけじゃないんです。生活もなんです。

たしかにそうだ。

読むという行為まで奪われてはいないんです。読めない人に対して誰も「失読症だから読むな」という権利はないわけです。

たしかにそうですね。

ただ、普通より大変なことは本人も周囲も把握しておこうよ、ということですね。根性論でどうにかなる問題でもないし、みんなと同じやり方では成果があげにくいかもしれないと承知しておこうよ、ということですね。

はい。たしかに普通の人よりは大変です。そういう障害なんですから。でもね、現代社会で文字にアクセスできないというのは大変に不利になることなので、学習障害だからといって読むことを諦めてはいけないんです。

たしかに文字を通じて得るものは学校での知識だけじゃないですものね。文字を読むことを諦めたら、同時に多くのことを諦めなければいけない。だとしたら安易に「読めないのなら読まなくていい」と言うのは残酷ですね。

これは障害のあるなしに関係ないと思うのですが、社会人として生きていく中で、ありのままはまず無理という前提で物事を考えた方がいいようです。極端な話、ありのままで遅刻をする、納期を守らない、書類を読んでこないでは、信用されないですからね。お金をいただくって、そういうことでしょう。ただ、仕事を遂行するだけの能力をつける手立ては自由だと思いますが。

学習の主体は誰？

手立ては自由だし、どんどん開発していただきたいですね。でも一昔前に比べると、出版される本などを見ていても、画一的な教育への反省は確実に起きているような気がします。様々な脳みそに現場が対応しよう、読みにくい、書きにくい、計算しにくい子にもなんとか学習できる方法を探ろうと教育現場がもがいているのはわかります。もちろんそういう本を読んで勉強して試行錯誤を重ねる先生はまだまだ少数派なのかもしれませんが。それは南雲さんたちがやってきた学習障害に関する啓発の成果でもあるのかもしれません。

様々な技法の開発は、結構なことだと思います。でもね、学習するのは誰なんだ？ という原点は忘れないでいただきたいんです。まぎれもなく本人でしょう。だから、先生も本人も互いに試行錯誤をしていくプロセスこそが大切であると考えています。

そうですね。つまり南雲さんは、本人にも力をつけてもらいたいのね。

はい。今子どもたちが置かれている状況を見ていると、学習につまずいているという表現だけでは通用しなくなってきた気がします。学習につまずき、転び、立ち上がり方も知らないので転びっぱなしになり、そのまま寝そべってしまう。これも「ありのままでいいんだよ」という啓発の成果だとしたら、非常に危ういです。

それはありますね。「社会が理解しさえすれば発達凸凹の人が生きやすくなる」って、無責任なウソだと私は思っていますが、たしかに真に受けてしまっている人が多いことで、そういう危険に子どもたちはさらされているのかもしれませんね。

障害を克服する人は、実は増えている？

浅見さんの周囲には、ニキさん藤家さん初め読者の方々の中にも、状態が改善している人がたくさんいるんですよね？

はい。私は二〇一〇年に『発達障害は治りますか？』という本を出しました。当時は「発達障害は一生治らない、治そうなんて考えること自体がけしからん！」という風潮がギョーカイを渦巻いていました。私は周囲の人を見ていて、どうしても治らないとは思えなかったし、「一生治らない」と言い切ることが社会的に見て正しいことだとも思えませんでした。だって支援者は状態を改善に導くためにいるんじゃないの？ という当然の疑問があったわけです。

そんなとき精神科医の神田橋條治先生との出会いがあり、『発達障害は治りますか？』という本を作ったのです。この題名は挑発的だと非難されましたけど、もちろん挑発するつもりでそういうタイトルにしたので、狙いはずばりと当たったわけです。

治る、と断言する気持ちがあったわけではないのです。ただ「治らない、だから理解を」に開き直っていていいんだろうか、という疑問を持っていました。そしてあの本が出て以来、色々な人が色々な意味で治っていって、「やっぱり治るんじゃないか」と思い続けて今があります。

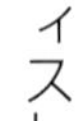ディスレクシアのお子さんであっても、ご本人の努力の賜物ではありますが、ぎこちなくても読める、書けるようになってきている人は確実にいると全国を回っていて実感しています。その親御さんたちとお話ししていて感じるのは、社会で必要な力を的確にとらえ、部分的に集中して鍛えているということです。実用的、実践的な読み書きの力を鍛えているんです。そして、成人してからでも、仕事をしながらでも空いた時間に十分できることはあると感じています。

そのあたり詳しく聞きたいですね。

一次障害の軽減・治癒は本人を助ける

たとえば、教科書の朗読とかは読字障害の子は苦手です。でも座ってならぎこちないけど読めたりします。その経験を重ねていくと、読むのがだんだんラクになっていくんです。

なぜ座るといいのですか？

立ってまっすぐ両腕を伸ばして朗読すると、紙が揺れるので文字も揺れます。ただでさえとらえにくい文字がもっと揺れるんです。

その揺れは些細かもしれないけど、元から字がとらえにくい人にはその些細な揺れも大きいのでしょうね。

はい。でも座って、机にべたっと教科書を押しつけて読むと、少しは揺れなくなります。文字と音が一致しやすくなります。文字と音が一致すると、字がゆがまなくなるんです。

不思議だ。人間の脳みそって不思議です。そもそも字がゆがむということが、私たちには実感できない。でも、そうやって自分にあったやり方を編み出すのは「二次障害だから治らない」とあきらめていたらできませんよね。私が「治る」という言葉にこだわってきたのは「二次障害だから治らない」としたり顔で言って支援という仕事が済んだ気になっている人たちに反発を覚えてきたからかもしれません。

「二次障害の軽減・治癒」の追求はとても重要なことです。苦しみの元がわかるのであれば、苦しみを根っこから取り除いた方がいいに決まっています。マイナスをゼロにするのではなくゼロからプラスへ自分を成長させていく時間を確保することができますから。人生は一度きりですから時間は貴重なんです。

たしかにそうですね。努力がより効率よくなるし、積極的な

方向に使えますものね。そして南雲さんの実感では、そうやって、「障害だから」とそのままにせず、自分独自のやり方で読み書き能力を発達させているお子さんもいるというわけですね。

はい。そして、どうやったら自分は学びやすいのか、提案できるだけの力を子どもたちにはつけていってもらいたいと思います。

そして現場もそれを受け入れる柔軟性があるといいですね。この点、職場の方が学校より柔軟です。そういう意味では大人になってからの方がたぶんラクですね。

パソコンがあると書けるのか？

そして生まれつき障害されていた読み書き能力を伸ばすことは、成人になってからでも遅くないという実感が南雲さんにはあるのですね？　それはご自身の体験からそう思うのですか？　たとえば南雲さんには書字障害があって、前出の最初のご本は作家の方が南雲さんについて書いていますよね。南雲さんはテーマであり主人公であるけど著者ではない。でも数年後に出たこの本は、南雲さんご自身が書いたんですよね。

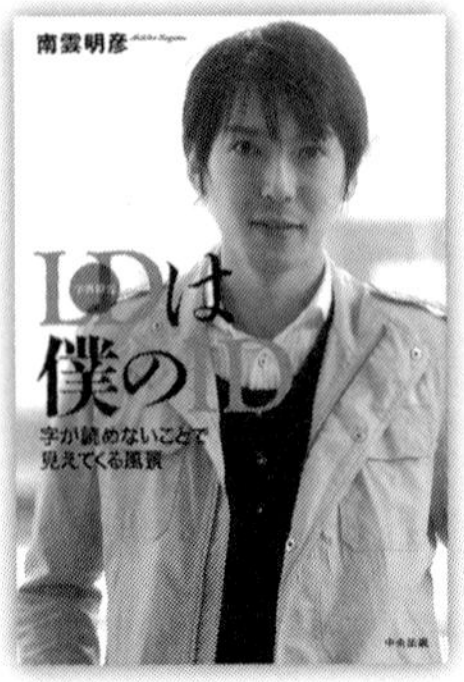

『LDは僕のID』
(中央法規)

はい。

パソコンがあると書きやすいということですか?

それもあります。でもそれだけではないと思います。

私は本を作るのを仕事にしていています。ということはどういうことかというと、本を作るのは私にとってはわりと得意だということです。世の中の人間を見ていると、得意なことでならなんとか食べていけるかな、というのが実情だと思います。私も例外ではありません。

たとえば私が今日このミーティングの前にした準備といえば、南雲さんに何度かお会いして、南雲さん関連の本を読んで、学習障害関連の本を読んで、それでそういう情報を頭に貯めておくと、ある朝起きると目次とレジュメができあがっているんですね、本の。だからその脳内目次とレジュメをパソコンで打って南雲さんに送ったんです。そういう脳みそなんです。つまり、生まれつきの特性と訓練の結果本が作りやすい脳みそになっているんです。

でも南雲さんには本を構成する「字」のとらえ方に関する障害がある。一緒に本を作る際に、どうすればいいんだろうと手探りです。たとえば私が作った脳内目次を受け取った南雲さんはその後、どういう作業をしましたか？

学習障害のことを知識としてよく知っている人が僕の本を手に取り、パソコンを使って『LDは僕のID』を書いたと聞くと、ああ、学習障害でも軽いんでしょう、と平気で口にしたりします。でもこれは当然ですが、ある程度の練習は必要で、タイピングを続け、文字を読み続けてきた結果なんです。読めないなりに、読める環境に身を置き、鍛えておかないといざというとき困るわけです。

仕事の現実

今回のことで言えば、まず浅見さんにお会いして、それから浅見さんからメールが来ました。そのメールは音声で一気に読みます。

ほお。

紙に打ち出す前に大きな文字で読みます。そして、こういう風に大きめに打ち出していくんです（と打ち出した紙を見せる）。

見せて。うん、たしかに大きいけど、別に異様に大きくはないですね。ちょっと大きいなっていう感じ。

自分の好みを知るって大事なんです。提案できますし。

さっき言った「提案できるだけの力」ってそういうことですね。

はい。よくゴシックならいいんでしょ、と言う方がいるんですが、ゴシックが読みやすいとは限らないんです。好きなフォントを見つけるのも大事です。そうしたら人にお願いするにしても、これって言えるでしょ。でもその要求をあまりにも細かく言うとわかんないじゃないですか、相手も。なんでそこまでしなきゃいけない？って思われるし。要求は三つくらいに絞っておくといいですね。僕だとフォント、級数、太字であること、の三つに絞っています。ヘタな交渉は実らないんですよね。またそういうこと言うと怒られるんだけど。（笑）

今回はとくにそちらから提案がなかったけれど、おそらくデジタルデータで送ったほうがいいなというのだけは類推がついたので、デジタルデータで送りました。そうしたら、好きな大きさにするのも音声で読むのも自由にできるから、とは思っていました。でもその後そんなに作業手順があるんだ。びっくりです。

そうですか？

はい。やはり障害特性で苦労なさっていると思います。と同時に、そこまで自分に合った方法を探るために手間をかけていることに感心します。そして、読み書き障害がない私たちはラクをしていると思います。そうやって努力している姿を見せられると、配慮しなきゃなあ、とこっちも実感します。

でもね、いつもいつも配慮してもらえるわけではありません。実は学習障害の支援団体でさえ、「全然わかってないな〜」と思う出来事はよくありました。まぁ、早い段階で気づいて良かったんですけど。気づかずにいたら「社会の理解がない！」と課題を棚上げし、生きていく力がつかなかったと思います。

そこで配慮がないとき、「社会の理解がない！」と憤る方面にはいかなかったんですね、南雲さんの場合。

学習障害だとわかってから、早い段階で社会と向き合うことができたのはよかったです。支援団体がこのような状況では、学習障害者がありのままでいられるほどの理解など広がるわけがないと思いました。

見切りつけるのが早かったんですね。それがよかったですね。支援者の語る「理想の世界」があくまで理想でしかないことに気づいた当事者は成長していますからね。

社会には優先順位があります。守られるべきなのは発達障害者だけではありません。他の人を守るために、発達障害者は成長しなければいけないことだってあります。そこを見誤ってはいけないと思います。

これって一次障害の改善？

最近面白いことといえば、もしかして読字障害が和らいできたのかな、ということがあります。

面白いですね。教えてください。

支援者は「ありのままでいいんです。読めないのなら読まなくていいんです。音声にしちゃえばいいんです」とわりと安易におっしゃいますよね。でも音声ってやっぱり環境に依存するでしょ。

たしかに。

だから効率があまりよくないんです。「書く」に関してはスマホの登場で助かった面が大きいです。そして読む方は、音声に読み上げてもらうことで、揺れている字が、あ、これこっちだとか判断が速くなります。字がとらえやすくなります。読む前に音声読み上げで音韻処理をしてもらうと、とらえやすくなるんです。

音声を介して読む能力が発達したんだ。

精度が上がってきます。

それってでも、外国語の習得とか考えると不思議でもなんでもないですよ。たとえばさほど外国人としゃべる機会がない人でも徹底的に読み込んでいる人はいきなりしゃべれたりするし。言語中枢の一方向にこだわらず、やりやすい方、環境が許す方から刺激していると、別の方面でも発達していくっていうのは不思議ではないと思います。そうか、学習障害も「治しやすいところから治す」でいいんだ。

こういう読み書き能力は、土台なんです。才能以前の土台。ところが特別支援教育の関係者は……

――〝ギョーカイ〟と脳内変換中――

……「才能を伸ばそう」とは言っても「力をつけよう」とは言わないんですよね。不思議です。鍛錬が大事なのに。

「ありのままでいいんだよ」は自己肯定感につながっていない

そうやって一次障害が軽減していく経験をすると、自己肯定感は強固になる。でも学習障害だから本読まなくていいよ、という言葉をかけられることは自己肯定感につながらないわけですね。

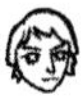
そうです。自己肯定感を育むのなら、裏付けする経験をしなくてはいけない。「やってみたらできた」という経験を積まないといけない。じゃないと上辺だけの自己肯定感は伸びるけれど、それを支える土台が鍛えられていないので、伸びきると細いゴムみたいに切れてしまいます。切れると燃え尽き症候群みたいになってその人の人生を振り回すだけです。裏付けのある自信には、他の人も納得します。

僕自身、障害と言えるほどの多動性はありませんでしたが、音読のような場面では非常に恥ずかしい思いをするので、落ち着きがなくなってくる子でした。だから動き回ってしまうんです。緊張で強張った精神を和らげるために身体をラクにするのは重要です。でもそれだけじゃだめなんです。しっかり文字を見られるようになるのは大事なことです。でも文字が揺れるから落ち着きがなくなり動き回る子に特別支援教育の関係者は、「言われること」を変えようとする。

「社会の理解を!」と叫ぶことで支援したつもりになっているんですよね。

そう。社会を変えようとする。落ち着きがない、と指摘するのをやめようよ、と言われる。でも社会はやはりダメ出ししますよ。

それが南雲さんのおっしゃる「ありのままでは飯を食っていけない」という現実ですね。

はい。だから、自分のやりやすいやり方を提案することを含めて、自分自身でうまく渡っていけるようになることは大事なんです。本人が困っている問題と周りが思っていることがずいぶん違うことがよくあると思いますね。

根性は治らない。でも脳機能は改善する

おそらく「一生治らない」ことにしておきたい人の主張に善意を見出すとすれば、機能的にできない子に根性論を押しつけることの残酷さを防ぎたいという気持ちがあると思います。実際こういうことは教育現場に横行してきましたし。機能的にできない子に強制するような教育が施された時代があって、今その反動が「ありのまま」系の活動になって、その反動を見ているんだと思います、私たちは。でもね、このままで終わるわけがないです。このままだと、早期支援したあげく仕事につけない人が大量にできるだけ。

その通りだと思います。

南雲さんのお話を聞いて、学習障害もずいぶん軽減するんだな、と思いました。そして自閉圏でも、学習障害的な要素を抱えている人はたくさんいます。そういう人たちは本当に、学習障害的な要素だけでも治していくといいと思います。そうすると自己肯定感が高くなります。社会性にも当然いい影響があります。こういう「治しやすいところから治す」やり方を私は「芋づる式に治す」と言っているんですけど。困ったところがいっぱいあっても、治りやすい糸口みたいなところは絶対あるんです。そうしたらそこから治していくと、あとは芋づる式に治っていくんですよ。

学習障害的な困難以外にも治しやすい要素はあります。たとえば感覚過敏。これはほんの数年前まで治らないとされてきました。でも治っているんですよ、周囲を見ていると。というか、ひどい感覚過敏がそのまま、の方が珍しいケースだと思います。

ただそれは、根性を焼き直して治すんじゃないんです。聴覚過敏の子に無理矢理うるさい音を聞かせて慣らすというやり方ではないんです。聴覚過敏には配慮をして、耳栓等の使用も許す。とにかくラクをできるところはラクにする。そうやってラクになっていくと、脳みそに余裕ができて、前は気になっていたような音が気にならなくなるんです。そうやって藤家寛子さんは音のあふれるお店の中で販売員までできるようになったんです。

　根性論で押し切るのは逆効果だけど、脳機能は改善するような実感がどうしてもあるんですよね。根性は治しにくい。でも脳機能は確実に改善すると思うんです。

それは実感しますね。だからこそそれを諦めてほしくないです。子どもたちは力をつけたがっているのだから。

キャバクラ療法

でも南雲さんが最初の本は作家さんに書いてもらい、最新の本はパソコンで自分で書けるようになったのは、音韻処理やなんかを介しての一次障害の改善だけが理由ではないと思います。

そうでしょうか？　伝える鍛錬は、必要ですし意識的にしてきました。

伝える鍛錬は必要ですけど、それだけでは書けないですね。文章って、内言語が育っていないと、いくら便利な機械があっても書けないです。伝えたい内容がない人は書けないでしょ。

でも南雲さんの青春時代、二次障害に陥っていたころのことについて本で読んだり直接お聞きして思ったのですが、内言語を鍛えてきましたね。だからこそ書けるようになったんだと思います。キャバクラ通いした時期があったとかご本に書かれていましたが、そういう営みも、立派に治療法になっていると思います。しかもそれは一次障害の治療法になっていると思います。

キャバクラ通いの過去を本にしたことは、ずいぶん特別支援教育関係者の不興を買ったんですけど。障害者は普通、そんなことしないよとか言われて。

 そうなの？ なんで障害があるとキャバクラに通ってはいけないの？

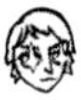 それは自由ですしね。そういう職業についている方たちにも失礼だと思います。

 その通りですね。それに、たくさんの人を接客している人たちとの会話で学ぶことって多いと思いますよ。文字にアクセスしにくいからこそ、人と会って話をしないと内言語が育ちません。キャバクラ通いも含めて、南雲さんが病んでいたときのそういう「もがき」が治療になっていたと思いますよ。

 それにね、実際に子どもたちの支援を始めてみると、案外あのとき覚えた距離感が役に立つんです。普通ビジネスで誰かとお会いする時って、対面が多いじゃないですか。テーブルはさんでとか。でもキャバクラって横に並んで座るんです。そしてそういう距離感って、中々ないんですよ。

たしかに。何事も無駄になりませんね。ていうか、そこで「障害者なんだからキャバクラとか行くな」っていうのがもう、「治さない支援」につながっているんですよね。傷つけないためにとにかく表に出さず、関係者の中に囲っとこうみたいな支援が多いです。その結果経験値が上がらなくて治るものも治らない。

檻に入れておくのが好きみたいですね。でも檻に入れとくつもりなら、外から見てる人からお金取れるようにしないと。

出た！ ブラック発言（笑）。

まあ、どんなへんてこに見えても、本人がやっていることはだいたい正しいんです。本人がもがいているのは、だいたい正しい方向なんです。本人は無意識のうちに自分にとっての治療法が何かよく知っているし、それを邪魔しないのが治すための支援なんですよね。それは、本人が望みたい職業につくことを応援することも含めて。ところが「無理させない」がギョーカイのスタンダードになっている。それがもう、治ることを邪魔しているんです。

社会が癒やす

自分のリソースを職業とつきあわせて職業選択をするのは大事ですよね。

はい。それは障害の有無にかかわらず大事です。

藤家さんが実習でバックヤード作業で力を発揮され、職場に結びついたという体験談を読みましたが、僕の特性としてバックヤードは無理なんです。表が好きなんです。

なるほど。

その方が落ち着くんです。僕は講演をやっていますが、実は聴く立場の方がどちらかというと苦手なんです。

私も講演、講師はやりますけど聴くのは自分としては効率のいい学び方ではないんですね。私は字の人なので、字で読む方が早いんです。そして字ってね、パソコンでも容量食わないでしょ。情報のソースとしては効率がいいんですよ。短時間で情報取得できて。だからこそ文字へのアクセスを生得的に制限されている学習障害の人は大変だろうなあ、と思うわけです。

僕は興味がある人に連絡して話聴きに行くのが一番効率がいいんです。

いいですね。学習方法としてね。

その人も講演をしていたら、「講演で心がけていることありますか?」ってきいて自分の仕事にも活かせるし。

そこで「会いに行って質問する」っていうのも立派に自分の能力を使った学習法ですよ。読字がスムーズに行かなくても、なんらかのかたちで情報は得なきゃいけない。それを人に会いに行くことでやろうとする。それは立派な特性に基づいた努力だと思いますね。というか、読みに障害があるからこそ、音声言語で言語能力を養うことが大事なのかもしれない。自分に合った学習方法を見つけるのが大事なんですよね。

ひきこもり時代から訓練は積んでいた

ならばそれはひきこもり時代からやっていました。

そうですか。二次障害になって不登校になってひきこもっていた時代から?

はい。読み書きのことも含めて、俺の脳どうなってるんだとか思いながらひきこもっていたんですね。家にいてテレビをずっと見ていると、一日のうちに同じニュースが流れるんです。そこで、映像を使い回していることに気づいたりします。それとか、朝と夕方ではテレビに出てくる人のしゃべり方が違います。視聴している層が違うから。それがすごい勉強になって。本にはアクセスできないけれど、でも自分はしゃべれるわけなので、これをなんとか使えないかなと。

しゃべりでなんとかしようと思った？

せめてしゃべりは鍛えとかなきゃって思って。そして僕はあの中だったら誰になれるのか？　と考えて、司会が一番いい、と思いました。振られて何か応えるよりは自分で仕切った方がいい、と。

まさに資質を探したんですね。それが、花風社が追求している一つの「治り方」なんですよ。そして資質って、強みに現れるだけじゃないんです。どう病んでいるかも大事な指標になると考えているんです。才能っていうより体質に近い感じ。

　たとえば藤家さんは青春時代、自閉症の二次障害で解離性障害になりました。この世があまりにつらいので、別人格を立てて乗り切っていたわけです。でも治っていくときも、理想の自分を見立ててそれを目指して治っていったんですね。別人格を立てることによって病んだし、そしてそのように治っていったんです。南雲さんは強迫性障害になる能力があるくらいだから、それをひっくり返すと頑張り屋さんなのね。突き詰めない人は、強迫性障害になんかなれないと思うし。

弱点を見つめるからこそ、そこに立ち直っていくヒントがあるんですよ。それが思考なんです。たとえば、僕授業中ノート取っていなかったんですけど、その時間やることがないから周りをよく見ていて、人の動きには結構敏感になっているんです。過敏性かもしれないけど。でも今仕事で壇上に立ったときにそれが役に立つことがあります。そうやって置き換えて力にしてあげればいいのに、と思うんです。

そうそう。そういうことですよね。弱みだと思っていたところを活かす。それが治るっていうことの一面です。

一般常識を学習する

それに講演活動に関しては、マネージメント会社と提携することで鍛えられました。

南雲さんは講演に関して、マネージメント会社と提携しているんですね。それはなぜですか？ だいたい当事者の方の講演は、ギョーカイ関連から依頼されることが多いと思います。うちも（別に手数料はいただいていないという意味で）マネージメントを仕事にはしていませんが、著者の方が交渉してくれと望む場合、窓口として機能していることがあります。当事者の方が講演のプロとしてマネージメント会社と提携するって珍しいと思うんですが。

当事者で何も考えずにドヤ顔で講演している人っているでしょ。

そうですね。「自分の願望」と「あるべき社会の姿」を混同して妙な訴えを堂々とする人時々いますね。そしてまた聴いている方たちが「ほー」とか感心してそれを律儀にメモにとって帰るのよね。

あれはよくない！ 誰か言ってよ、って思います。

それくらい当事者の声が貴重だった時代があったんですね。今はもう違いますね。

企業等のプレゼンを見てくださいよ、と思います。

基本的に講演は、相手あっての仕事ですからね。自分の思いを垂れ流しているだけでは、広がりがありません。啓発講演と銘打っても、発達障害の世界の外の人は誰も来なくて、関係者が来てるだけ、という事実上啓発になっていない講演会は多いです。でもそういう講演ではなく、講演のプロとしての講演を、南雲さんは仕事にしているわけですね。

発達障害の講演でよく遭遇したのは時間がオーバーしても許されている現状でした。それがまかり通っている状況はよくありません。それは、発達障害関係者だけに通じるものであり、一般の方は納得しません。そのあたりの一般常識をマネージメントの会社に習いました。

なるほど。そういうことを教えてくれる人はいないですね、ギョーカイでは。時間厳守ができないのが障害特性なんだから仕方がない、みたいな感じで済ませてしまいますね。

「生きづらさ」の押し売りは支援ではない

ある意味、特別支援教育の関係者は、偏見が強すぎるんです。

偏見とは？　学習障害者はキャバクラ行くなとか？

それもあるけど、学習障害？　じゃあ字大きくしとけばいいんでしょ、みたいな。

紋切り型の支援、っていうこと？

はい。以前会ったことのある学習障害者が字を大きくしたら喜んだ、南雲君も字大きくすれば読みやすいでしょ、とか。でも僕はその人じゃないし。

レッテルで分けるのが手っ取り早いんだと思うんですが、

脳っていうのはめちゃくちゃに複雑な臓器だから、障害されている部分もそれぞれなのが当たり前であって、学習障害者が同じような特性を見せるわけがないんですよね。でも「学習障害者はこう」「自閉症者はこう」って紋切り型に暗記できたらラクだという幻想から逃れられないんでしょうね。ギョーカイ人でも。いや、ギョーカイ人だからこそ、かもしれない。数こなさなくてはいけないし。

今では色々な症状があるとわかってきたけど、五、六年前は「学習障害とはこういうものだ」みたいな決めつけがまだまだ強かったです。本人にきいてくれればいいのに。言えないという前提で接せられる。

それは自閉症の人への対応に由来していると思います。自閉症の人は、中々何をしてほしいか自分で割り出して伝えるのが難しいから。でも自閉症の人のニーズだって個別的なんで、そこで紋切り型の支援がご本人たちの中に混乱を起こしていることもあるような感じですよ。

そのせいかどうか知りませんが、なんか、障害を演じなければいけないんですよね。支援者と関わると、都合の良い当事者を演じさせられてしまうような感じです。支援者ってえてして、発達障害の優等生みたいな人が好きですよね。そして、神輿にのせるんです。支援者の願い通りに演じていれば神輿にのっていられるんです。でも何も本人は変わっていないんです。

生きづらさの押し売りね。支援者は支援しているつもりで、生きづらさの押し売りをすることがありますね。「生きづらいでしょ? ね、生きづらいでしょ?」って言われていると生きづらくなっちゃいますよね。

　私は正直、「啓発」っていうことの必要性は認めつつ、現行われている発達障害関連の啓発活動にわりと反感を感じることが多いのだけれど、その理由の一つは「啓発」は必ずしも当事者の発達に結びついていないからなんですね。当事者としてつらい人、つらさを世の中に訴えてくれる人は飛び道具として支援者にとって便利だ

とは思います。でも飛び道具になってしまうとずっとつらくないといけない。それより自分が生きやすくなったほうがいいはずだと思うんですよね。

支援グッズの使用は支援か？

たとえば自閉症やＡＤＨＤなどの診断がついている人の中にも、学習障害的な特性を持っている人はたくさんいます。その特性を改善するための協力を社会がしてくれ、という啓発なら私は納得できるわけです。あるいはその特性を支援グッズで補えるのなら、その使用を許可してほしい、とか。聴覚過敏の子に耳栓の使用を許そうよ、とか、視覚過敏が強いけど雪道を通わなければいけない雪国の子にゴーグルを使わせてあげようよ、とか、短期記憶の弱い子にスマホとか、そういうものの使用を許してほしい、という啓発はむしろ私、積極的にやってきたと思うんです。新潟も雪が深いと思いますが、北海道も雪が深くて視覚過敏のある子は通学路がまぶしいんですね。それでゴーグルつけたいんだけど、学校は勉強に関係ないものは持ってきちゃだめだと言う現実とかがあって。

でもそれで学校に行けないのはおかしい。それにスキー場だとみんなゴーグルつけているんですから。

なんでダメかという理由の一つが「他の子がうらやましがるから」だったりするんだけれど、そこでそういう目の人がいるんだ、必要な人がいるんだ、って他の子に教えるのがバリアフリーの社会の実現につながると思うんですけどね。そういうことも訴えてきたという意味で、私は支援グッズの使用は応援してきたんです。脳みそはそれぞれだということは実感していたし、強調してきたので。

ただ同時に、視覚過敏とか聴覚過敏とか睡眠障害とか、そういう症状を緩和する方法に関しては色々情報を集めて伝えてきました。だから「啓発」に熱心な人が「治療」に尻込みするのはよく理解で

きません。その二つは私の中では矛盾していないんです。

 たとえば文字が読めないというと、音声読み上げソフトとかデジタル機器とか、そういうものを使えばいいと簡単におっしゃる方が多いわけです。

 いけないのかな？　私も言ってしまいがちだな、それ。

 間違ってはいないんです。でもね、考えてみてください。数万円するものがざらですよ。誰もが買えるものではありません。それを簡単に言うのはどうかと思います。

 そういえばそうですね。

 外にいろんなものを求めるんですよね。ｉＰａｄとかパソコンとか。管理ができなかったらどうするの、っていう話です。でも、もともと持っている高性能のものがあるじゃないですか。自分の脳みそと身体です。

土台作りこそ支援

なるほど。南雲さんは堅実な考え方をきちっとできる方なんですね。そして支援グッズの使用を許可するだけではなく、本人の機能を改善してほしいのね。わかります。

頭で考えて動ける力をもっと活用して、土台を作っていかないと。支援グッズにしろ支援方法にしろ、比較的著名な方たちが言ったことに飛びついていって自分に残らないようなやり方が行き渡っています。そもそも、タブレットやスマホの使用頻度が上がれば、その分学習障害のある子は肩こりや目の疲れのリスクが高くなります。

たしかに。それは気づかなかったけどそうだわ。

それが僕が花風社さんから出ている栗本啓司さんの本（『自

閉っ子の心身をラクにしよう！』『芋づる式に治そう！』）に強く惹かれた理由でもあります。良い支援や良い医療につながることも大事だけど、今ここでできることの情報が求められている時代でもあると思います。

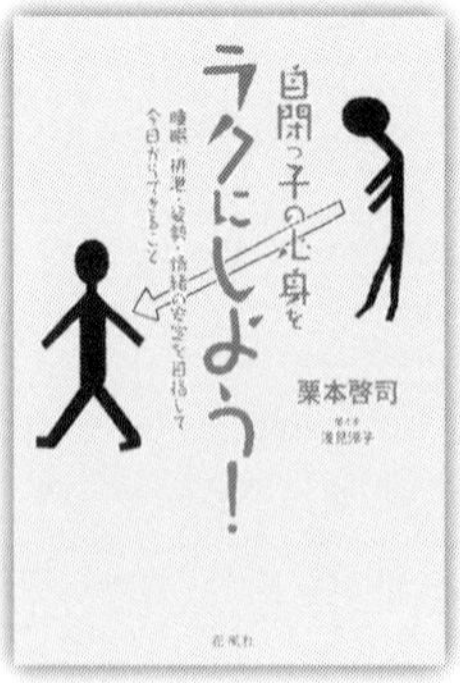

『自閉っ子の心身をラクにしよう！』

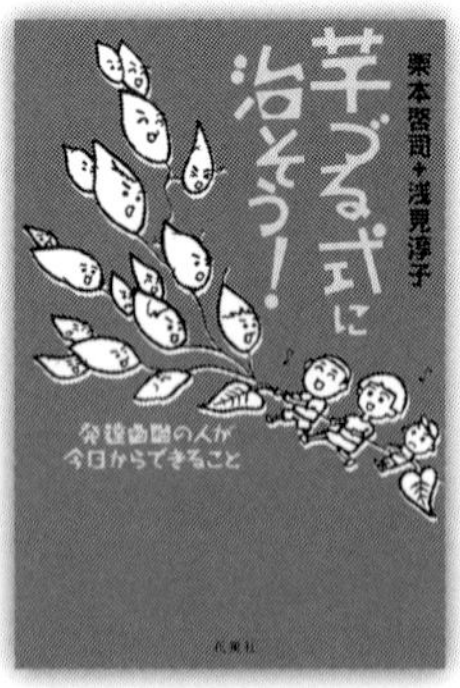

『芋づる式に治そう！』

そして「今ここでできること」の情報の中には、一次障害にどう向き合うか、一次障害をどれだけ緩和するか、自分なりの読み書き能力をつけるか、を入れてほしいわけですね。

はい。「本人が変わる」ということを考えに入れてもらいたいと思います。本人の土台を育てる支援を望みます。

普通＝小学校四年？

私はね、「同じ自閉症という診断がある人に接するときにでも、適切な対応は人によってそれぞれ違う」って仕事を通してわかっているわけです。ていうかそもそも本を作るということは、違った才能の人たちをまとめなきゃいけない仕事なんです。文字系の人、ビジュアル系の人、みんな通じる言語が違う。

たしかに。

そしてそういう仕事って、別に編集者だけじゃないと思います。世の中の多くの仕事が、多様な脳みそに対応しなければやっていけないはずです。一番紋切り型が許されてきた職場の一つが、学校現場だったのかもしれません。少なくとも昭和の時代はそうでした。一つの教え方で四十人中三十七人ついてこられればそれでよくて、残りの三人にいかに学習の機会を保障するかという発想はなかったのだと思います。残りの三人は切り捨てても許されていたマス教育の時代が長く続いたと思います。

でも今、学習の保障は権利だということがはっきりとうたわれるようになりました。そしてさらに、学習の保障はリスク要因の抑制だともわかってきました。先ほど品川裕香さんの一文に言及しましたが、杉山登志郎先生も小学校四年の学力があれば世の中でやっていけると書いていらっしゃいました。小学校四年の読み書きそろばん。それができるのが「普通」っていうことなんでしょうかね。普通＝小学校四年の学力、みたいな感じ。

それは思います。僕は周りとの違和感を小学校四年で感じ始めました。逆にそこまで力ついていれば応用が利くんです。自分はこうするとやりやすい、と提案もできるようになります。

小学校四年の力をつけるのに普通ではないやり方が必要な子

がいるということですね。それは啓発していかなきゃいけない部分ですね。

そしてそれには脳に余裕、身体に余裕がないといけないんです。そこがスタートラインです。身体が整っていないと学習の効率も悪いし、疲れやすくなってしまって力が発揮できないし。

学習障害者は学習する

発達障害者は発達する、っていつも思うんですけど、南雲さんとお話をして思ったのは、学習障害者は学習する、っていうことですね。文字にアクセスしにくくても別の方法で学習する。そうするとそれが一次障害をも緩和させていく。だからその方法を邪魔してはいけない。

浅見さんはよく「治しやすいところから治す」という言葉を

使われますが、学習に関しても、学びやすいところから学んでいけばいいんですよね。大切なことは学び続けることです。なぜ学びが必要かというと、生活をラクにするためなんです。あたふたする場面が減ります。先見の明を磨くことができます。精度が上がっていくんです。

ではやはり、「ありのまま伝説」を信じてはいけないのですね。

「ありのまま伝説」は打破しないと（笑）。

もちろんセーフティネットも必要です。でもいざ困ったときに誰にきけばいいかもわかるようにならないと。そしてそれも学習の成果ですから。

たしかに。だから学習障害者も学習しなくてはならない。学習することを、許されなくてはいけない。

そうです。学習の機会を与えてほしいんです。なのに「発達障害だ」と診断がついたら、弱いところは短絡的にそのせいにするという方針の支援だと、本人たちもその気になってしまいます。それは決して、子どもたちのためになりません。

子どもたちの将来を生きていくのは子どもたちなんですものね。支援者ではなく。

一次障害にどう向き合うか〈まとめ〉

南雲さんは学習障害を真っ正面から受け止めてきたんですね。そして弱いところを受け入れつつも、少しでも改善をしようとしてきた。

実際品川裕香さんの一連の著作などを見ても、一次障害の改善方法は様々に研究が進んでいるのがわかります。

南雲さんの体験でヒントになったのは、

▼文字じゃないところからでもいいので言語中枢を刺激する。

▼**内言語を鍛える。**

ということですね。これは、自分に合っている方法を見つければいいと思います。というか、自分に合っている方法を見つけるしか方法はないと思います。とにかく、一次障害をそのままにしておいていい、という支援者がいたら、あまり真に受けないことですね。結局損をするのはご本人ですから。

 はい。そして、自閉症やADHDという診断を持っている人でも、学習障害的な側面を持っている方は多いです。ならばそこから治していくのもいいですよ。できることが増えると、自己肯定感も上がりますからね。

とにかく

▼**一次障害には真っ正面から向き合う。**

▼**障害を恥ずかしく思う必要はない。**

▼でも「ありのまま」ではいけない。改善する方法は日々生み出されている。
▼自分で自分の特性を改善することのできる土台を作ってほしい。

そういうメッセージが子どもたちと周囲の大人に届けばいいなと思います。

2 二次障害に向き合う

短く済んだ二次障害

さて、第一部では一次障害への対応を検討したところで、第二部は二次障害についてお話ししましょう。これに関しては南雲さん、克服されたという表現を使っていいですよね。

はい。短く済みました。十七歳で不登校になり、二十一歳のときにはもう脱していましたから。

たしかにそれは短い！　引きずる人は、ずっと引きずっていわゆる「ひきこもりの高齢化」も社会問題になっていますからね。なんで南雲さんの場合には短く済んだのか、この章ではそれもおききしたいですね。

「二次障害にならないためなら死んでもいい」でいいのか

なんでかっていうとね、よく「一次障害は治らない。治るのは二次障害」とギョーカイの方たちは言うんですが、私は必ずしもこれ当たっていないと思うんです。治らない人は、一次障害どころか二次障害も治らないです。だからこそ、真綿にくるんでくるんで、とにかく二次障害にしないということを最優先させる療育者は多い

でしょ。人生を棒に振っても、とにかく死ぬまで二次障害にさせないという強い決心がギョーカイを席巻してますね。「二次障害にならないためなら死んでもいい！」みたいなやり方が支援だと思っている支援者って、とても多いです。

僕も不登校になって、入院生活も経験しました。薬もいっぱいのみました。でも治りたいと思って入った病院に、薬いっぱいのみながら何年もそこにいる人がいるわけです。なんだこれだけ薬のんでも治らないのか、と思いました。

たしかに、薬だけで治っている人ってみたことないかも……。それと、これは経験がないと、本当にわからないことだからおききしたいんだけど、二次障害ってそんなにつらいんですか？

つらいですね。あのつらさをこれからの子どもたちには味わわせたくないです。そういう思いで仕事をしています。

なるほど、そんなにつらいものなんですね。じゃあ今わりと広く行われているように「二次障害を恐れてなんにも挑戦させない」

環境を用意することがはやはり有効な支援だと思いますか？　高機能の子が特別支援学校に溢れているのもそういう安全策重視の結果だし、アインシュタインとかエジソンとか発達凸凹だった偉人を引き合いに出しながら、頭のいい子にも福祉就労を勧めるような支援現場も実は多いですよね。そういう「なるべく危なげない人生」を用意されるのが支援とされている現実を見て、それでいいのかな、というのが私の抱いている問題意識なんです。

あれはよくないですね。と端的に言うのはよくないんですけど、はっきり言ってよくないです。自分は、誰かに指図されずに自分でチャレンジできてよかったです。特別支援教育の関係者と……

――〝ギョーカイ〟と脳内変換中――

……深くつながっていなかったのが良かったんだと思います。最初はカウンセラー、そして本を書いてくれた作家の小菅さんとか、そういう「外」の人たちから支援が得られたから立ち直れました。

そう。広い社会に触れて成長することって多いと思うんですよね。キャバクラ通いけしからん！　と説教くさい限られたサークルの人たちより、キャバクラ通いした時期もあった、って本に書いてくれる作家さんと実際に仕事する方が社会について多くを教えてくれそうな気がしますよ。

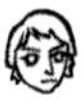人が生きていくのはリアルな社会なので。

ですよね。リアルな社会で生きていくためにはリアルな社会と接する方が勉強になる。だから最初、発達障害者の支援が始まって、就労支援に力が入れられるってきいたとき、それはいいなと思ったんです。仕事って教えてくれるものが多いから。ところがここでも「二次障害を回避するため無理させせない」というやり方が入ってきて、その人の能力に見合った仕事は奨励しない。発達障害者は才能がある！　とか仲人口利きながら、実力のいる仕事には「二次障害になる」とか恐れて挑戦させせない支援者も多い。そして、就労支援が入るからこそ就労の時期が遅れたり、職業の選択を狭めているような現実があります。

我々健常閾とされている人間だってですよ、自分の一番良いところを駆使して食べていくのがやっと、っていうのが生計を立てるっていうことの現実だと思います。なのにその良いところを活かすような仕事は「二次障害になる」とか言ってやらせようとしない。就労支援施設に何年も通って「まだ無理、まだ無理」って言われている人が、しびれを切らし、支援組織とは別のルートで就職決めて長続きしてたり、ってあるんですよ。とにかく「チャレンジさせない支援」が行き渡ってます。二次障害を恐れるあまり。

なんでこんなに支援者は二次障害を避けるのかな？　と思うんです。もしかして支援者が社会を怖がっているのだろうか？　と思うことさえあります。

二次障害は修行になるのか？

二次障害のすべてが悪いわけじゃないんですけどね。それは知っておいてもらいたいですね。

そこそこ。そこ聞きたいです。

でもなるんなら、半年くらいでいいんじゃないかと思います。

半年？　ほお。それは、どうして？

僕の感覚では、立ち直るまでは同じ月日がかかると思うんです。経験上。だったら半年だと一年で立ち直れるから。でも、二次障害になった時間が今の僕を作っているというところもたしかにあるんです。

そのあたり詳しく聞きたいですね。

南雲さんとしては、

▼二次障害は大変つらいものである。若者に味わわせたくない。
▼味わわせるのなら半年くらいでいい。
▼でも二次障害を経験したからこそつかめたものもある。

とお考えなわけですね。

どのみち人間ですから、修行はしなきゃいけないんですよね。僕はたまたまそういうものをそういうかたちで与えられたということだと思います。

二次障害が修行だったのね。

二次障害がなかったら自分自身も言葉に向き合うことができなかったし、ありがちな「当事者を囲い込むような支援」に対して違和感を感じることができなかったでしょうね。

わはは。

何も考えていなかったら、囲い込まれたままで「ここにいればいいんだ」と思っていたでしょう。そうしたら僕はダメになっていたでしょう。

 またまたブラック発言かも。でもおっしゃりたいことはわかりますよ。「二次障害にならないためなら死んでもいい」という方針が、どうもかえってご本人を成長から遠ざけているような実感が、私にはあるんですね。

 そうなんです。

 生命力ってね、元気なときには前向きに取り組める意欲として現れます。そして逆境のときには「もがき」として現れます。

どっちもその人の資質だと思います。ただ周囲はその「もがき」を見るのがつらいんですね。そして「もがくのがかわいそう」と「もがき」を事前に取り除いてしまうような支援は、結局生命力を削いじゃっている。その人が持っている力を削いでしまっては、治らないのは当たり前にみえるんです。

でもね、なぜ二次障害をこれほど避けるのか理解できる面もあります。だっていったん二次障害になったら最後、実は二次障害も治らない人が多い時代が長く続きましたからね。ひきこもりの人はひきこもりっぱなし、妄想を抱いている人はずっと妄想を抱いている。家庭内暴力というかたちで出ている場合もある。そうすると家族は殴られっぱなし。でもそこになんの手も打てず家族がぐっと我慢している。支援者に助けを求めると「環境調整」と「周囲が我慢せよ」というアドバイスしか出てこない。そういう時代があまりにも長く続きました。

「治る」現場と「治らない」現場で起きていること

本来、家族だって我慢しなくていいはずなのに、家族が我慢するのなら問題解決みたいな風潮はたしかにありますね。最近、ひきこもりの親の会の人の話を聞いたんです。ひきこもり期間がどん

どん増えているというんです。ということは、親の会で活動してもとくに治っていないということですよね、もちろん理由は色々あるのでしょうけれど……。

治る人は少ないんです。というかかつてはいないも同然だったんです。でも南雲さんは治った。そして南雲さんだけじゃなく、ずいぶん事態が変わってきたと思うんです。つまり、治る人が出てきた。私の実感では、二〇一〇年以降、二次障害とか感覚過敏とかは「治るのが普通」になってきた気がします。たぶん二〇〇八年とか二〇〇九年あたりに何かが起きていたんじゃないかな。その頃、「ありのままでいいんだよ」「社会が理解すればいい」という従来的な療育に見切りをつけた人が出てきて、その人たちがそれぞれのやり方を試行錯誤して、治っていっているんじゃないかな、と感じています。

　でも今でも「二次障害も治らない」と信じている人もいます。治ったのを見たことがある人はたくさん見てて、治った人を見たことがない人は一人も見ていないみたいなんですね。

治る人は相当レア、というか見たことがない環境というのもありそうですね。

相当レアな環境もあるんです。そしてそこでは、「無理させない」が横行しているんです。でも成人の場合、治った人を見ていると、医療が治しているんじゃないんですよね。社会に出た結果、治っていってるんですよね。

周囲からヒントはもらえるけど、結局自分が治している。社会が治してくれている。

そうそうそう。

社会に出ることによって。

ぐっと治るの。治りかけで社会に出ると治るの。そこでヘタに支援者がついていると「まだあなたは無理ですよ」になってしまうの。

支援者にも多様性がほしい

ある意味支援者にも多様性がほしいんですよね。

たしかに。「挑戦すること」によって健康になっていく子どもも大人も多いわけだから、それを応援してくれる支援者も必要ですよね。囲い込んで守る姿勢の支援者だけではなく。

本人には自己治癒力がある、という前提で考えた方がいいんです。

その通りですね。

自己治癒力を邪魔しない人がいい支援者なんです。僕はその点、恵まれていました。

なんで治っていったのか??

なんで南雲さんの場合は、自己治癒力が発動したんですか？そういう力のある支援者に恵まれたんですか？

二次障害の治癒に関しては、実はお世話になったカウンセラーの力が大きかったと思います。十九歳のときに出会ったカウンセラーの力です。変に手をかけすぎず、でも離れすぎず、距離感がよかったんです。

真綿にくるむ支援ではなかったんですね。

僕の脳の思考のことをよくわかってくれている人でした。乗り始めたらアイデアが出るということをわかってくれました。新潟から東京に来なさい、一人暮らししてみなさい、と言われました。

それが治療だったのね。

はい。一人暮らしする。一緒には住まない。衣食住をまずしっかりすること。ヘルプが必要なら、自分で求めなさいと言われました。うまくヘルプを求められると自分がラクになることを覚えました。そうやって、きっかけを作ってもらって自分で自分を癒やしていきました。

立ち直る過程が、自己肯定感を育てる

そうやって自分で立ち直っていく過程で、自己肯定感は養われるんです。でもそういう経験がないと、周囲がいくらつまらないことをほめてくれても、自信なんか育たないんですね。自信がないから、近寄りがたい空気を作っていってしまう。社会からどんどん遠く離れていってしまうんです。そして社会を恨むようなことを言うようになるんだけど、実は自分の問題なんですよ。それに気づけ

ない。

僕もそういう時期があったんです、十代のときに。でも、ラクになった経験があると余裕が生まれるので挑戦する力が出てきます。でも苦しいのがデフォルトになると、その状態は居心地がいいから、新しいところに行けないんです。

南雲さんが「子どもたちに味わわせたくない」と思っているのはそういうつらさなのですね。

二次障害と家族

はい、そうです。子どもたちには味わわせたくないです。でも試される機会ではあるんです。与えられるべくして与えられる修行ではあるんです。だから、それをうまく乗り切ると人生面白いんじゃないかと。

でもたぶんね、親はそれがつらいのよ。見ていられないんだと思う。作家の小菅宏さんが南雲さんのお母様に取材されてご本を書かれていますね（『泣いて、笑って、母でよかった』WAVE出版）。小菅さんも南雲さんの立ち直りに関してはお母様がキーパーソンだと感じたからこそこのご本を書かれたと思うのですが、南雲さんのお母様は別に親の会の活動に熱心だったわけでもなく、障害特性を詳《つまび》らかにご存じだったわけでもありませんね。ただ、普通に地道な一人の市民ですよね。働く主婦で母。地に足のついた生活をしている方。それがすごく良かったんだと思います。

自分の状況が悪くなったときには母は不安定になった部分もありますが、知識や情報を求めすぎなかったから家庭が守られたと思います。家でご飯作るとか、そういうことを続けてくれた。でもそれが続けられないと家計も圧迫されたりする。だから家庭を守るためには、子どももある程度放っておかれる覚悟が必要なんです。

なるほど。子どもができる家族への貢献の一つは、放っておかれても平気でいられることですね。

手をかけられてばかりだと、耐性もつかないし。

子どもが健康を取り戻す努力をすることが、家庭円満のもとでもあるということですね。

無理はある程度、家族みんながしなきゃいけないと思うんです。大きな無理はいけないけど、でもその無理が明るい未来を作るんだったらいいんじゃないかと思います。

私はね、南雲さんについて書かれた本を読ませていただいて、お母様だけではなくお父様もお気の毒だったと思います。そして南雲さんのご家族の姿が、今苦しまれているたくさんの方に重なります。どういうことかというと、二次障害をこじらせていったときに親ってどうにかしてほしいと思うでしょ。でも自分ではできないんですよね。医者でもなく、知識もないから。

何をしてあげていいかわからなかったと言っていました。

そういう状態の親御さんっていっぱいいると思うんです。そしてお父様が一生懸命医療に頼ろうとしたでしょ。それは親として精一杯やれることだったと思います。自分は専門家ではないから、お医者さんに「お願いうちの子を治してください」ってすがるようなお気持ちだったと思います。でも、医療って親が期待しているほど当てにならないよね（暴言）。っていうか、当てになる医療資源ってとても少ないと言った方がいいかもしれませんが。その事実を直視した方がいいんじゃないかと思うんです。はっきりこう言えてしまうのは、いい医療に巡り会えなくても治る方法があるんだ、ってわかってきたからでもあるんですけど。

医療はどれくらい当てにできるのか？

まず、診察受けた時点では「うつ」というものを知らなかったわけです。「うつ病ですね」とか言われても、何になってしまっ

たんだろう、という。でもそこで応酬できる言葉の力と体力があったらそもそも病院に行ってないんですよ。そして「うつ病になったんだ」と思う瞬間にそうなるんです。うつの通りの自分になってしまう。医者が言ったことが間違いないと思っているから。全然知識もないから。そうなってしまったのか自分はって思う。そうすると本物のうつになります。無知ってこわいな、と思います。落ち込む日は何日ありますか？　とかきかれて考えこんではまた落ち込んだり。（笑）

神田橋條治先生は、うつと躁鬱の鑑別がお上手なんだそうです。躁鬱っていうのは病気以前に体質みたいなもので、その体質の人は内省したら悪くなるみたいです（参考図書『発達障害は治りますか？』）。

病院にかかると、なんだか内省ばっかりしているんですよ。暗くなっていくんです。話すたびに薬が増えてく。意味わかんない。

わはははは。

内省するのはくせになる。でも医療にしがみついていないと不安なんですよね。

親御さんもそうだったと思うなあ。

ちょっとでも意見言うと面倒くさがれられるんです。「これどんな薬なんですか？」とかきくと、「不満でもあります？」と言われたり。説明してくれる先生もいるけど。十代でそこまで言えないです。そこで「本とか読みづらくて」とかいうと、「そういうことはよくありますよ」とか。

そこでお医者さんが読字障害とか知ってくれてるといいですね。そういう意味での啓発は意味がありますね。

入院してもすぐ出てしまったのは、十代が僕一人だったというのもあるけど、何か書いてとか看護師さんがいうわけです。それで書いていると「学校あんまり行ってなかったんだ」とか言うわけです。「行ってましたよ」というと「じゃあどうして書けないの？」とか言われるわけです。書いたほうが診察の日にスムーズだと言うんです。書かないで出すと「なんもないんだ」とか。それで「書いてもらえますか？」というと「そういうのはやっぱり自分で書かないと。甘えちゃいけないよ」となるわけです。学校と一緒だ。みんなそうなんだ、と。別に恨んでないけど。

だから看護学校での講演とかもしているんです。書けない人がいたときに、なんで書けないんだろう、そういえば以前学習障害の人の話聞いたな、って思い出してくれたら、と思って。

 それはいい啓発活動ですね。学校と一緒か。なるほど。病院の中も学校と一緒なんだ。

 医療にはみんな、一生のうちどこかでかかるわけですよ。公的なところに頼るわけですよ、人間みんな。でも病院ではあまり治る気配がなくて、じゃあどうしたらいいんだ、と。その当時はインターネットという発想もなくて、道がないというのは怖いんですね。見通しが立たない。それで親もどうしていいかわからないからとにかく薬のめ、と言うわけです。医療にかかるとき、治るという希望は持ってたんです。だけど的が外れていたという話です。

精神病の薬

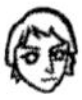親のことは恨んでもいないしよくやってくれたと思います。でも「子どもたちに同じ思いをさせたくない」というのには、「もっと違う方法があって、家族もラクになれたのではないか」という家族に対する思いもあります。絶対あっただろうと思うんです。

私はむしろね、南雲さんの体験談を読んで、そして今自分がやっている仕事を顧みて、「きっとこれからの人たちは同じ思いをもうしなくていいなあ」と思いました。南雲さんが苦しんでいたのは、三次障害じゃないかなと思ったんです。三次障害というのはつまり、二次障害に対する医療の失敗あるいは副作用のことのようです。そして発達障害の人が病院にかかると、これがとても多いんだそうです。

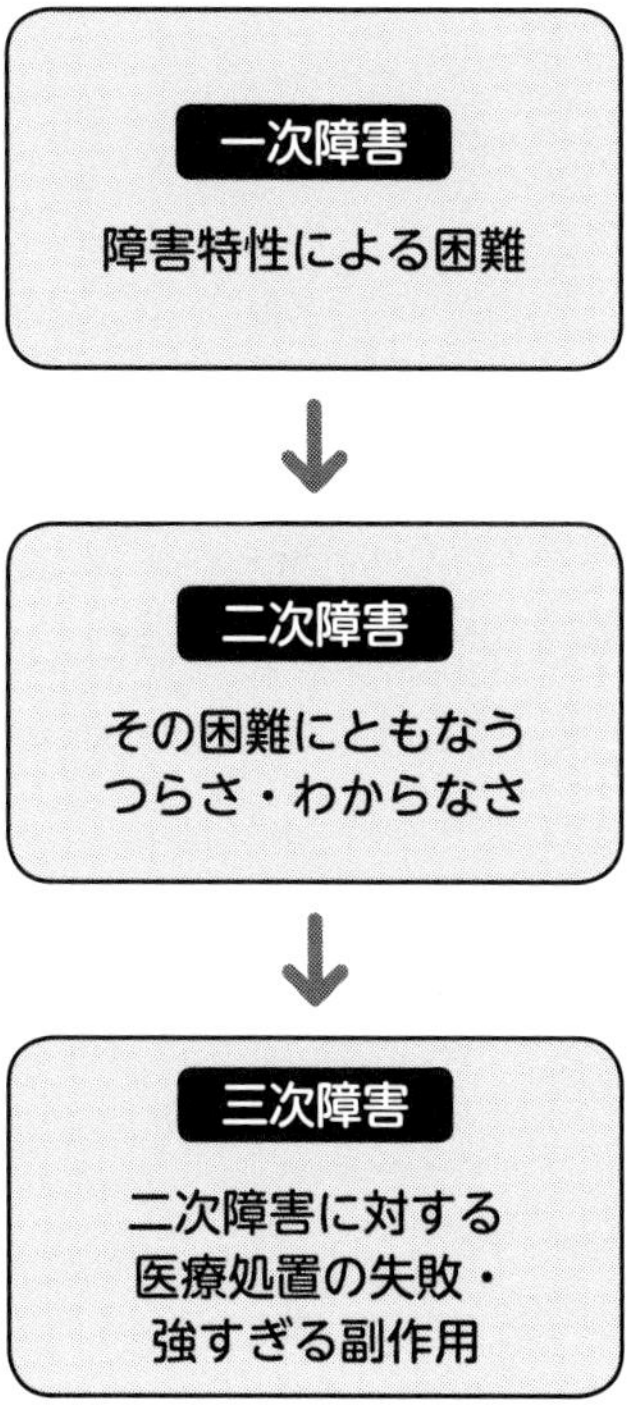

『僕は、字が読めない。』等で当時の南雲さんの心の動きをたどっていると、薬をのむことによってかえってつらくなっていることをはっきりと自覚していましたよね。薬でやられてて重くなっているという自覚がある。だからのみたくない。でも親御さんとしては薬をのんでほしい。お医者さんしか頼れなくてそのお医者さんが出す薬をのめば治るのだろうというすがるような気持ちがある。でもご本人は自分の身体で「これはなんかやばそう」と感じるのでのみた

くない。親御さんは焦る。そういう葛藤が見られます。この葛藤はきっと、今も方々であるはず。

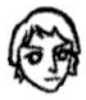 親も安心したかったんですよね。共働きだったし。「自分が薬をのむ＝親の安定」が得られていたんだと思います。十九のときに会ったカウンセラーから「薬ではなく自分に頼る覚悟を持とう」と言われました。それから、持っていた薬は全部自分で捨てたんです。

 別にこの本は、断薬とか減薬を勧める本ではないんですね。本来、減薬は医師の処方のもとに慎重にやらなければいけないということは強調しておきたいと思います。ただ、南雲さんが苦しんでいたころと今とで違うのは、発達障害がある人には少量処方が適切だという知識が医療の人たちの間に広まり始めたことです（参考図書『そだちの科学』22号「発達障害への少量処方」杉山登志郎＝著）。まだまだ知識のない現場もあるのかもしれませんが、少なくともその知識があるお医者さんと巡り会えれば南雲さんのような例は減るだろうと思うんです。そのカウンセラーの方は、経験的に、薬でむしろ悪くなっている人

をたくさん見ていたんだと思いますね。

カウンセラーには、薬からはじょじょに離れていくのがいいと言われました。そして現実を直視していこう、と。そのお手伝いはできるよ、と言われました。

現実を直視するのが治療だったのね。それはとてもいい治療でしたね。自閉症の人でもね、現実を直視して立ち直っていく人は多いんですよ。実は自閉の人、現実を直視するのがむしろ定型発達者より上手だったりするんですよ。なんであの力を使わないかな、といつも不思議なんです。

入院して薬をのむような治療より、それがいいと自分でも思いました。

治っている人たちは何をやってきたか？

私はね、自分が思わぬかたちで障害のある人の妄想らしきものから法的被害を受けて裁判を起こした時期に神田橋先生に出会ったんですね（編注：このあたりの事情は『自閉症者の犯罪を防ぐための提言』に詳しい）。妄想は医療で治ると思ったんだけど、医療サイドに問いただしてもなんだかはっきりしない。そのうち医療は治せないし治す気もないんだ、とわかったから、法廷に訴えるしかなくなったわけです。

　そんなときに発達障害の狭い世界の外で、治せる先生である神田橋先生と出会ったわけです。そして神田橋先生は決して精神病のお薬を出さないわけじゃないんですね。必要な人には出すんです。でも発達障害の人には慎重に少ない量を処方されます。あるいは薬じゃないものに置き換えていくんですね。それは人によって違うし、どうやら普通の現場的に見ると突拍子もないものも中には混じっているようなので、あやしげに思われることも多いようなんです。でも本当に効くんですよ。魔法使いみたいなんだけど。三次障害の人が薬もっていくとのむべきお薬を選んでもらえて、それで健康になっていくんです。

先生はお一人しかいないし、このやり方がものすごく人口に膾炙しているわけではないけど、それで立ち直っているケースが多いんです。私は一次障害や二次障害に苦しんでいる人たちとそのご家族をみてきて、そして自分も一次障害や二次障害に巻き込まれて、本当に一生治らないのかな、と絶望的になっていたら、神田橋先生だけじゃなく、その後も身体からアプローチすることによって、治せる人たち、治っている人たちとの出会いがいっぱいあって、それをどんどん本にしてきて、気がついたら数年経った今、そういう人がたくさんいるんです。あのときの南雲家に花風社の本があったらと思います。

ほんとうに。

薬のコントロールだけでずいぶん治っていくみたいなんです。それに南雲さんのカウンセラーの方もそうだろうけど、治っていくきっかけ、立ち直りのきっかけをつくる支援者って、「二次障害回避原理主義」「真綿にくるむ支援」じゃなくて、「なんかやりたいことやってみなさい」みたいなアドバイスが多いんです。なんか、自発性を大切にして、世の中を怖がらせないのが上手な人が治していくの。本人の持っている自己治癒力を発動させていくの。まず「何がやりたいか」を見つけるのに苦労する人が多いんですけどね。感情を抑圧して生きている人とか、そもそも自分の感情がわかっていない人が多いから。でもそういう人たちが芸術活動とかスポーツとか音楽とかあるいは料理とか、感情を解きはなつ活動を好きなだけやってみると、それで学校に行き始めたりするみたい。不思議なんですけど。

余裕ができるんですね、脳に。

 そういうことなんでしょうね。私はわりとそういうのいらない体質だからそのメカニズムは体感ではわからないんだけど、不登校とかひきこもりとかの相談を受けて臨床心理士の愛甲修子さん（『脳みそラクラクセラピー』著者）なんかは「曼荼羅塗り絵」とか勧めたりしているんですよ、人によってだけど。内省とかそういうのより、なんか趣味みたいなアクティビティを勧めるんです。そうすると、そういうのやっているうちに学校に行き始めたりして。わけわからないんですよ。

 わけわからないですね。

 でも、内省ばっかりで治らない人たちが、感情を解きはなつアクティビティで治っていってるのは見てきてしまっているので、信じざるをえないんですね、私としては。そのアクティビティを見つけるのが大事みたい。スポーツの人もいるし、芸術の人もいるし。お料理だって立派なアクティビティですよ。五感を駆使しますし、実行機能も鍛えられますし、家族に美味しいと言ってもらえれば自

己肯定感も高まります。知的障害があって施設暮らしをしていた成人の自閉症の人が、お料理やるうちに知能指数が上がって施設を出たりしたこともあったそうです。最初は自分で作るものを選べなくて、デパ地下行って好きなものを買うところから始めたみたいですが。要するにこれも、経験値を積むっていうことですよね。どうもね、内省より実際に身体を動かす方が効果がある人が少なくとも一定数いるようなんです。内省だけで治らない人は、こっちを試す価値があるような気がするんです。

もちろん中には、内省が向いている人もいるのかもしれないけど、内省メインでよくなっていった人は、とりあえず私の周囲にはいないようです。あえていうと、ニキさんくらいかな。でも彼女の場合、内省に駆使する言語能力が並外れていますからね。

南雲さんもスポーツが好きな人なんだと思うんだけど、私も身体動かす方が脳みそラクになるみたいなので、とにかく汗を流す機会は大事にしています。仕事を続けていくためにね。

二次障害の重い人でも、薬を慎重に処方すると言うことと、脳みそをラクにするアクティビティを入れることで、事態がよくなってしまっているんですよね。その発見がこの数年の成果なんです。

今日からできることが大事

身体からラクにするってとても大事なアプローチなのに、まず身体からっていう発想が教育現場にはあまりありません。でも現場を回っていて、今困っている人が欲している支援は、何かの団体とかを紹介することではないと思うんです。

たしかに。

今日から何ができるのか、を子どもたちに紹介していきたいです。だからできれば『自閉っ子の心身をラクにしよう!』『芋づる式に治そう!』の著者、栗本啓司さんとお会いしたいんですが。

そうですか。じゃあここにお呼びしてみましょうか？

理解者がいなかったからこそ支援者を獲得し成長できた自分ではありますが、「もっと精度を上げたかった」というのが本音です。そして、たくさんの人たちが助かる方法を世の中に伝えたいと思っています。具体的な方法を提案していきたいと考えています。

なるほどね。それには栗本さんの知見を借りるのがいいかもしれませんね。

実はね、私が学習障害に興味を持つきっかけになってくれたのが栗本さんとのお仕事なんですよ。

そうなんですか？

はい。私は『自閉っ子、こういう風にできてます！』を世に送り出したときから、たとえば自閉の人がなめらかに身体が使えないとか、季節の変動に弱いとか、そういう「発達障害の身体的側面」に気づいていたんです。それが認知や情緒にも影響しているなあ、と思ったんです。そして、発達障害は一生治らないと言われているけれども、せめてそういうところだけでも治す方法はないかと考えてきたんです。そして、十年その問題意識を持ち続けて、その解決方法を知っている栗本さんに出会いました。

　ところが栗本さんはね、せっかくの知見を伝える言葉を持っていない人だったんです。いいことやっているのに、言葉が下手すぎて説明できなかったんです。

（笑）

私は栗本さんに出会って、その実践を見て、「これだ！」と思ったから栗本さんに言ったんです。「栗本さんのやっていることが理解されないのは、やっていることが世の中的にニーズがないからではなく、説明が下手だからです」。

（笑）

そして栗本さんの知見と私の言語力、いいところどりをして本を作りました。そうしたら、皆さんにその価値が伝わりました。南雲さんが栗本さんの本を評価してくださったように、あの本をきっかけに治っていく人がさらに増えました。そして思ったんです。「言葉がつたないっていうことは、せっかく持っているいいものが世の中に伝わらないっていうこと。それっていじける原因になるんだな」

（笑）

だから言葉が自由に扱えない人が二次障害になるプロセスが、実感を伴ってわかるようになったのですよ。南雲さんとお仕事するきっかけを作ってくれたのは、実は栗本さんかもしれません。栗本さんが日本語上手な人だったら、南雲さんとお仕事する経緯には至らなかったかも。

僕は栗本さんの『自閉っ子の心身をラクにしよう！』を読んで、睡眠と頭皮の関係とかを知り、頭皮に気をつけるようになりました。そういうカンタンなことが目印になるのなら、伝えていきたいです。

そうなんですよ。栗本さんはね、身体をみるの。そしてそこに働きかけるの。それでずいぶん、びっくりするほどカンタンなことでラクになる人が多いみたいなんです。南雲さんがお子さんたちを支援する上でも役に立ちますよ。じゃあ、ぜひここに来ていただきましょう。

お会いするのが楽しみです！

3 心と身体のつながりを知ってシンプルに治す

ゲスト：栗本啓司（からだ指導室あんじん主宰）

学習障害があるはずの人、ないはずの人

栗本さん、突然お呼び立てしてすみません。こちらが栗本さんとぜひお会いしたい、とおっしゃっていた南雲明彦さんです。学習障害という障害をお持ちです。学習障害というのは、知的障害は

ないけれども読み書きや計算など、特定の学習に困難を抱えている障害です。南雲さんの場合には、「読み」と「書き」に問題があり、その原因がわからなかったので混乱し、高校生のときに二次障害でうつや強迫性障害になりました。

今現在は「同じ気持ちを子どもたちに味わわせたくない」と講演や相談のお仕事をされています。

というのがカンタンなご紹介です。詳しくはこの『LDは僕のID』を読めばわかってもらえるはずなんですけど、きっと栗本さんは読まないと思います。

栗本 （笑）。

お仕事する上で参考図書読んで、ってお願いすると読んでくださるのは学習障害があるはずの南雲さんで、学習障害がないはずの栗本さんは「はいはい」とか生返事してなかなか読んでくれない。

（笑）

でも仕方ないと思います。言語能力って多方面にわたるので、本をすらすら読めるのがどちらなのかわかりませんもの。南雲さんは書字障害があったのかもしれないけど、内言語鍛える訓練積んだし、「てにをは」間違えないし、スマホとかパソコンとかがあると、南雲さんの方がずっと文章が上手です。元はどうだったか知らないけど、今は。

僕は体育大学を受験しましたけど、現代国語苦手だったんですよね。

お言葉ですが、栗本さんの苦手は大学受験の現代国語っていうレベルじゃないと思います。国語の初等教育が敗北した例だと思います。

浅見さんにあんまり「日本語ヘタだ！ ヘタだ！」って言われるんで、最近毎日「天声人語」読み始めましたよ。

素晴らしい。「天声人語」は内容はともかく文法は間違わないから、いい勉強になりますよ。

一応読んで、それから音読もしています。

おや、言語中枢を鍛えるため多方面からアプローチしているんじゃないですか。素晴らしい。

だってすごいヘタだって言われたから。

(笑)。

学習障害のある人の身体の使い方には特徴がある？

まあこうやって、参考図書をきちんと読んでくれる学習障害の人とか、生返事して読んでくれない学習障害じゃないはずの人とか、色々な脳みそを集めて本を作るのが私のお仕事なわけです。南雲さん、栗本さんは日本語は下手だけど、身体をラクにする方法はたくさん知っているんですよ。障害の有無、性別年齢問わず。

ご本を読んでわかります。

そして栗本さんのやっているアプローチの特徴は、あまり激しい運動をしなくていい、ということなんです。トレーニングっていうよりコンディショニング。そのせいか、運動が苦手なことの多い凸凹キッズたちも毎日続けられるんです。というか積極的にやりたがるんだそうです。やると気持ちいいのがわかるから。

なるほど。

トレーニングといえば、栗本さんの身体アプローチにはあまり関係ないけれど、一時学習障害の人の間にヴィジョントレーニング流行ったでしょ。あれ、やりました？

やってみました。

どうでした？

鍛えられるものもあるなあと思いました。

読字の困難な人に目の使い方の特性がある、という考えは新しかったですよね。私も、そこに障害の特性がある人は効くんだろうなあと思います。でもわりとあれ「眼球原理主義」の感じがして、そのうち興味を失ったんです。でも効果がある人には効果があるだろうなと思います。ただ、眼球は顔についているし、顔は首につながっているので、もっと全身に働きかけるトレーニングのほうが根本的な機能改善につながるような気がしているんですけどね。

効果は人によるでしょうが、首に緊張が入りやすい人や肩甲骨や肩の動きの悪い人がヴィジョントレーニングをやると、疲れを助長することも考えられます。

そうなんですか?

多くの方は目を使うと目だけでなく首や肩、腰などに疲れを感じると思います。もともと首に緊張が入りやすい人や肩甲骨や肩の動きの悪い人が行うと更に力が入って疲れが増す可能性があります。

ただでさえ、偏って身体を使うことが多いと思われる学習障害の方は疲労が抜けなくなり、余計に学習障害を助長する場合もあるのではないかと思います。

えっと、なぜ学習障害者の人は身体の使い方が偏るのでしょうか？　もともと発達に偏りがあるから、身体機能を普通の人ほどまんべんなく使っていなくって、身体の使い方に関しても、ありもののの能力を総動員するような感じなのでしょうか？

そういう可能性はあると思います。

じゃあ南雲さんが察知したように、学習障害があるからこそ疲労回復の手段を用意しておくのは大事そうですね。

苦手でもトライすることは発達上意味がある

そして、身体の発達という観点からいうと、読めない、書けないからといって「頑張らなくていい」とか「努力しなくていい」という教育を受けて本来読み書きで使われる身体を使わないと、使えるところだけ使って発達し、使っていないところはどんどん使えなくなって委縮することも考えられます。廃用性委縮ですね。読めないから多動で動き回ってしまう、というのも一種の偏りの現れかもしれません。

そうだとすると、読み書き苦手でも一応やってみようとすることは、発達する上では正しいやり方なんですね。

発達の観点からすると、「できる・できないという視点ではなく色々なことにチャレンジすること」が大切なのです。結果だけにこだわると色々なことにチャレンジする気持ちが養われなくなります。

なるほどなるほど。だから教育現場では「一通りやる」のかもしれない。偏りのある人には「一通りこなす」のは大変だけど、「一通りやる」の中に出来不出来があってもそれにくじけず、「一通りこなしてみる」のが大事なのかもしれない。教育現場は長年の積み重ねでそれを知っているから、一見意味がわからないタスクや行事がいっぱいあるのかもしれない。

ただし、使いっぱなしで弛めないと疲れます。

そうですね。

だからヴィジョントレーニングをする際にも、それを考慮に入れておいた方がいいと思います。

弛めることが大事

ヴィジョントレーニングは目の使い方に関し、「こういう動きがあります」ということを知るためにはとてもいいトレーニングです。でもそればかりだと、常にハエたたきでハエたたくみたいな目でいないといけないじゃないですか。

疲れそう。

常にそれだと疲れるでしょ。

だから栗本さんの本に書いてある「弛める」という発想には興味を持ちました。

そうそう。栗本さんのやり方は

弛める↔引き締める

で発達を促していくのよね。

はい。私たちの身体は「使う↔休める（引き締める↔弛める）」ことを通して発達していきます。そして、目が疲れると首や肩などに違和感を感じるだけではなく、気が散りやすくなったり気持ちがせかせかしたりもします。

「目は心の窓」という言葉があるように身体だけでなく心とも繋がっていると思います。

なるほど！　だったらやっぱり目だけではなく全身を整えることが大事ですね。目への過重な負担が、気持ちにも影響するのだとしたら。

「頑張れない人の気持ちをわかってください」って言われたらどうする?

ということで苦手なことでも挑戦した方が発達にはいいということがわかったわけですが、南雲さんは頑張れる人ですよね。でも、「頑張れない人の気持ちをわかってください」って言われたことあります?

あります。あと「うちの子はあなたと違う」もよく言われますね。

今この本読んでいてもね、そう思っている人がたくさんいると思います。私も正直、頑張れない人には今まで何言っていいかわからなかったんですよね。でも、

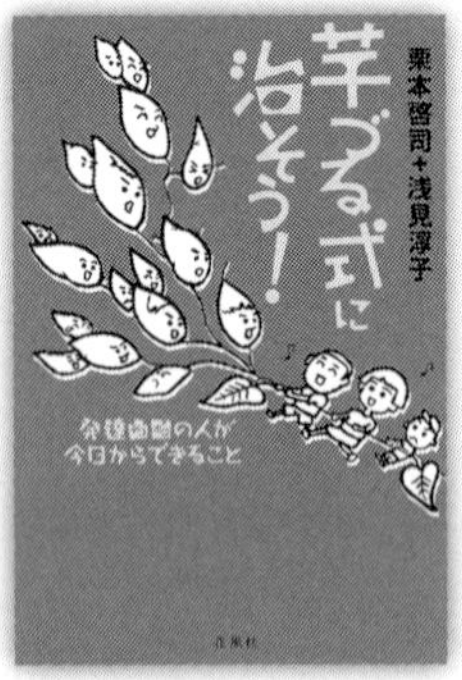

『芋づる式に治そう!』

金魚体操

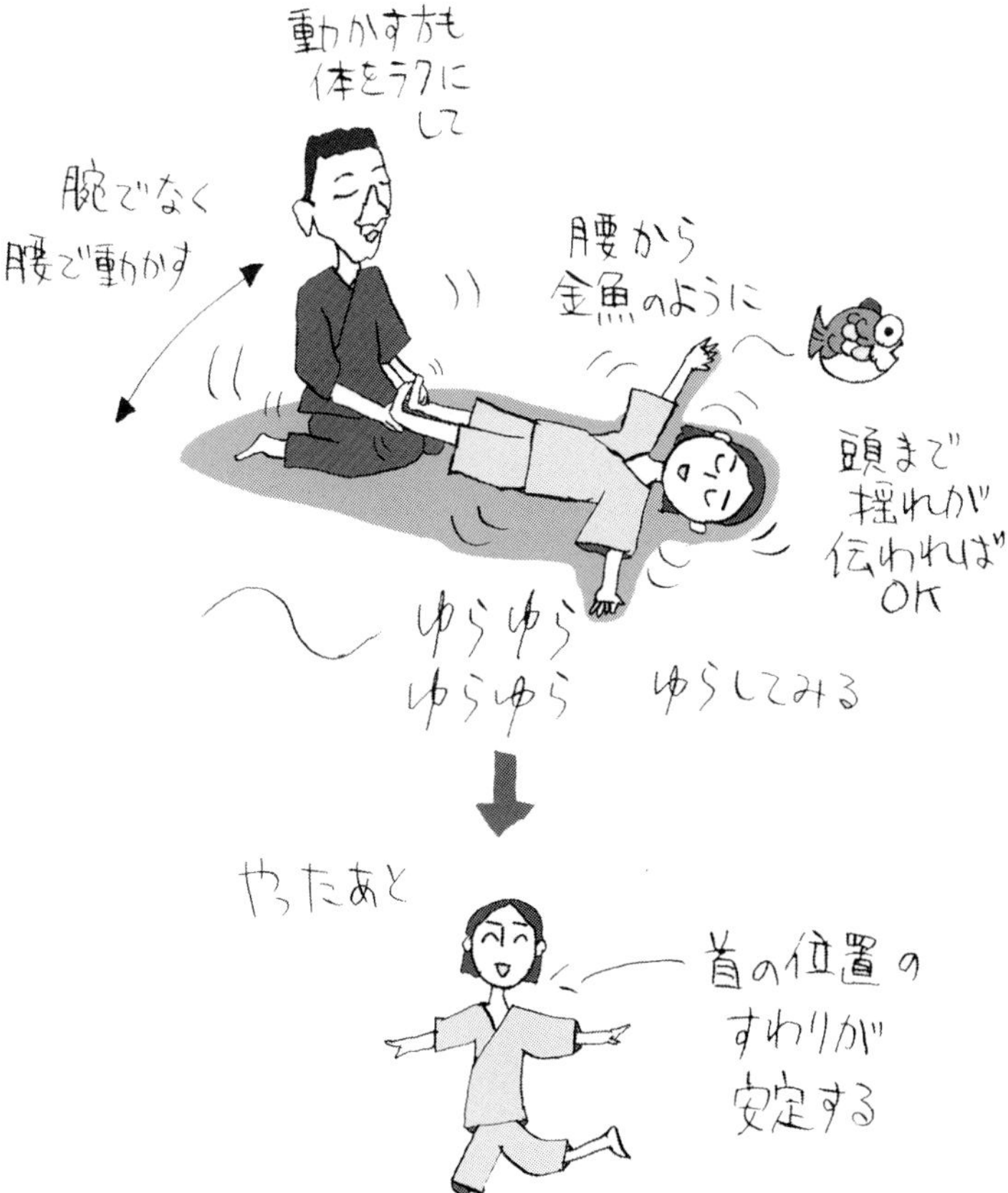
動かす方も
体をラクに
して
腕でなく
腰で動かす
腰から
金魚のように
頭まで
揺れが
伝われば
OK
ゆらゆら
ゆらゆら
ゆらしてみる
やったあと
首の位置の
すわりが
安定する

『芋づる式に治そう!』
より引用

最近そういう人がいても、話ができるようになったんです。なんでかっていうと、栗本さんと仕事をしたからなんです。「まず金魚体操やってみれば」って言えるようになったから。あれなら、体力使わないし今ここでもできるから。

それと、頑張れないには理由がある、身体に理由がある、っていうことを栗本さんに教えてもらったから。頑張れる身体ができているかどうかも、栗本さんの説明は具体的なんです。腰が関係してくるんでしょう？

①腰が育っていないから腰に力が入らなくて頑張れない人。

②腰が弛まないから頑張ったらつぶれちゃうから頑張るのが怖い人。

ひと口に「頑張れない」と言っても、おおざっぱに分けて二種類の人がいるんでしょ？

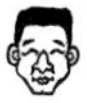そうそう。頑張れない人は、腰が弛まずに緊張しっぱなしの人か、腰から力が抜けてしまう人です。頑張れない人は腰に困難を抱えています（編注：このあたりは前出の『芋づる式に治そう！』に詳しい）。

弛めない人も頑張れないんですよね。

弛まる↔引き締まる

の動きが自然にできる人は頑張るのが怖くないのよね。頑張ることを恐れている人の間には、いったん頑張ったら緊張を持続してしまう身体の持ち主もいる。つねにハエたたきの目でいろ、って言われたらいやだから、じゃあ全く頑張らない、みたいな。

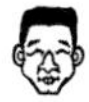その人の興味がどこにあるかも腰でみられますよ。たとえば本を読むのが好きな人だったら腰を入れて読んでます。身体の動きというと、すぐにスポーツに結びつける人がいます。たとえば仕事につけないとすると、じゃあウォーキングして体力つけてからとか

言う人は多いでしょ。でも興味があると自然に身体が動きますよ。そういう仕事につくのが一番自然です。

まあ、本当に体力のない人は体力をつけるところからやらなければいけないでしょうけど。でもそれやりながらでも、就職活動は始められますよね。

家族の影響も大きいですよ。家族じゅうで緊張していることもあります。そういう人はとにかく家族で弛めばいいんです。

弛めると頑張れるんですよね。だから最近は「頑張れない人はまず弛めれば?」って提言できるようになりました。でも逆に、腰に力が入らない人に勧められることは何かありますか?

ひとつの方法として、その人の興味があることを自発的に行える環境を作られるといいかもしれません。本当に興味があることをやっている時は表情がいきいきとして腰に力が集まってきます。

なるほど。そうやって身体を慣らしていくといいですね。

不安への身体アプローチ

僕の場合だと、十代後半は緊張が強く続いていたんです。不安が強いというのと一緒ですけど。それで空白が怖いんです。

そうですね。南雲さんの青春時代って張りつめていた感じですよね。

履歴書にも空白があると不利なんだ、とか。

わかりますわかります。

そういう人はどうすればいいの？

大声を出したり、息を思いっきり「はー」と吐いたりするといい

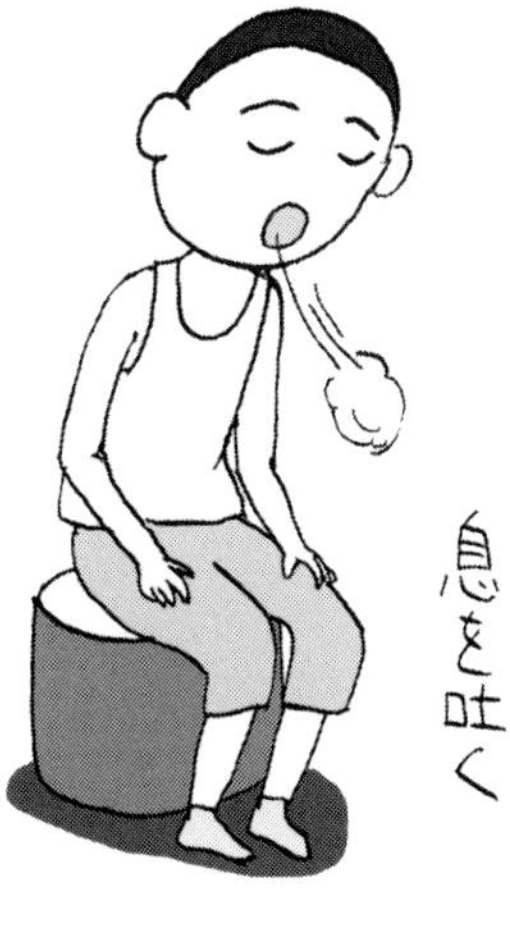

と思います。息が思いっきり吐けると頭が臨時的に休められます。そうやって緊張を取っていきます。

こうやってカンタンなこと言うのよね、栗本さんは。でも効果あるのよ。

まず怖いと言っているものを、私は対象にしないんです。それ聞いちゃうと事柄になっちゃうんです。身体みないで事柄になってしまう。でもたとえば胸が狭まったこういう姿勢の人がいれば、「ああ、呼吸入っていないな」とみるわけです。

「怖いと言っているものを、私は対象にしないんです。それ聞いちゃうと事柄になっちゃうんです。身体みないで事柄になってしまう」とかって、日本語とてもわかりにくいんだけど、要するに

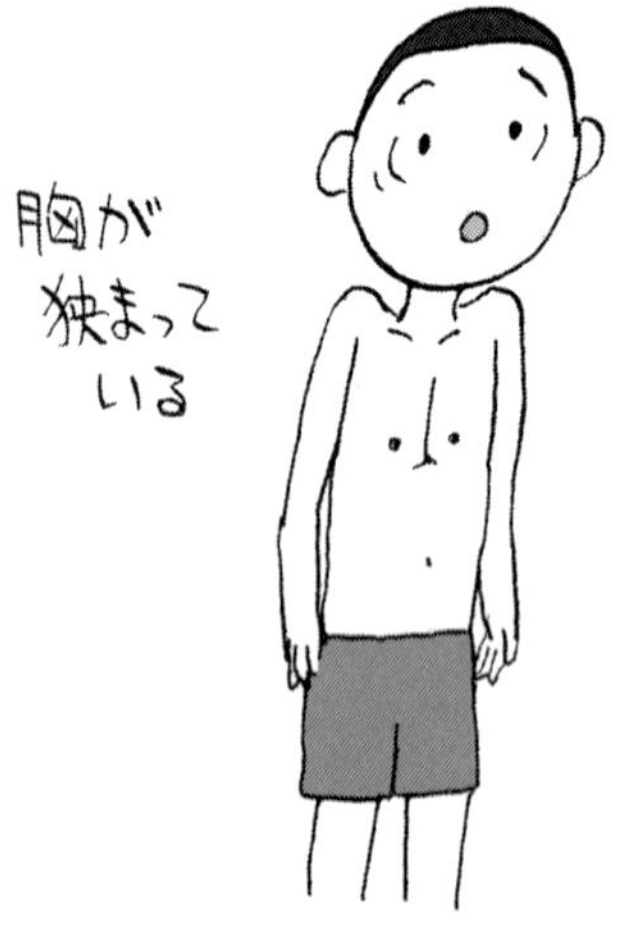

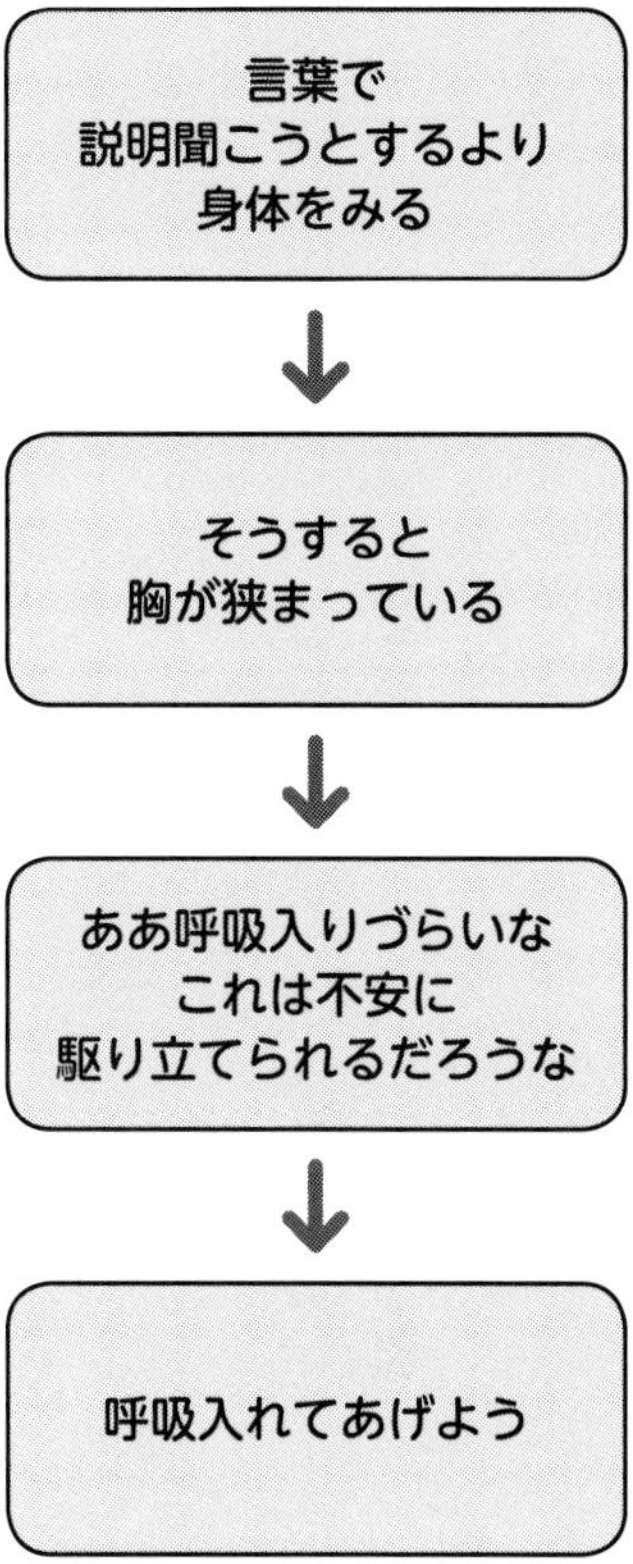
言葉で
説明聞こうとするより
身体をみる
そうすると
胸が狭まっている
ああ呼吸入りづらいな
これは不安に
駆り立てられるだろうな
呼吸入れてあげよう

なわけですよね？　内省方面のアプローチで不安解消に効果がない人は一回こっちを試してみるといいと思いますよ。

認知的な療法では「物事のポジティブな面を見ましょう」とかいって負け惜しみみたいなやつやるでしょ。あれは向き不向きがありますよね。

不安は頭の過活動

たとえば南雲さんは強迫性障害に苦しんだ過去があったんですけど、それも栗本さんに言わせると「頭の使いすぎ」とかなんですよね。

胸が狭まって呼吸がしづらくなっている状態だとエネルギーが頭の方に行ってしまうことがあります。それで「頭の使いすぎ」になることがあります。胸が狭まってしまうと息苦しいから動きたくなるんです。動ければいいんだけど動けないと頭に行くんです。頭で運動しちゃうと不安になる。強迫的になることもあります。

不安は頭の運動なんだ。頭の過活動。

そういう感じがします。

呼吸器系が苦しいと呼吸が浅い。そうなると動きたくなるんですね。で、動けないと頭に行くんですね。

それで不安になるんです。

だから頑張れない人は不安感じるんだ。身体を動かさないで、頭だけ運動して、不安に駆られてしまう。負の芋づるですね。

無気力なんだけど、脱したい人っているでしょ。

いますね。身体は動かさずに棚からぼたもちが落ちてくるのを念じているだけの人。

そういう人が頭だけでポジティブシンキングを心がけても、限界がありますね。目の前の現実を否定することになるから。

事態は変わってないわけですしね。

でも身体を変えることで目の前の現実を受け止めやすくなります。そして行動に結びついていきます。頭が本当に休まると活動的になります。たとえば、仰向けで足を上げて休むと頭が休まりますよ。ぽかーんと空白ができるわけ。考えずに済むわけ。いくら寝ていても温泉に行ってもずっと考えている人がいます。ほっとしたと言ってもほっとしてないんですよね身体をみると。

そりゃそうだ。頭の過活動を避けるには、身体にも頭の仕事を分担してもらえばいいのよね。そうやって頭が本当に休まると前向きな活動にエネルギーが回りますよね。

でも栗本さん、またそういうカンタンなこと言うのね。

自然にやっている身体アプローチ

身体をみる、ってそういうことなんですね、なるほど。

こういう見方は、南雲さんがこれからアドバイスを求められ

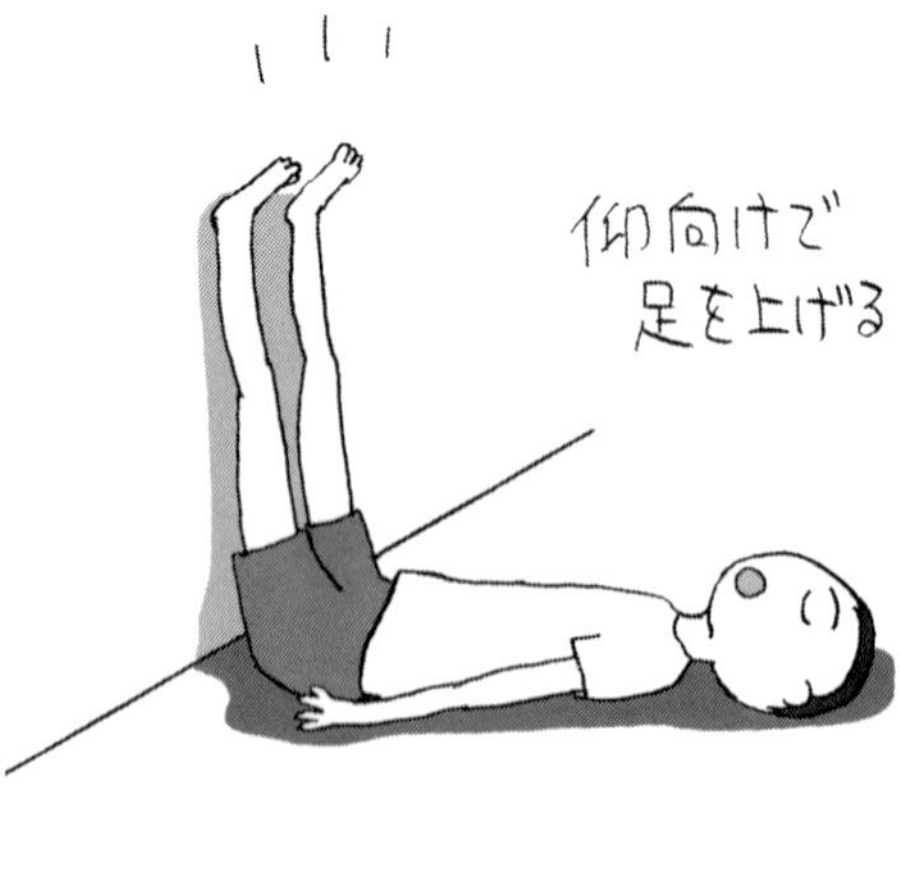

て相談に乗るときにも使えそうですね。

はい。それに僕も自然にそういう支援を受けてきたと思います。僕の場合、親戚の人が教員として学校に赴任してきたんですね。お正月とかお盆は一緒に過ごしていて、先生っていうイメージがなくて。その人が気づいてくれたんです。家と違って学校では身体が強張っていることに。それに気がついて担任の先生にちゃんと見て、と言ってくれたんです。声も通らないことにも気づいてくれて。

なんで声が通らないんですか？

強迫性と通じてますね。過敏に感じる体質だったんでしょ？

自分の声も敏感に拾っていたくらい張り詰めていたというのもありますが、今思えば、呼吸器系が苦しくて発声しにくかったんだと思います。

それに無意識に怖いでしょ。対象がない怖さがあったでしょ。それがつまり不安です。そういう子がリラックスできる関係性を作ってあげるのが大事ですね。家庭でも学校でも、両者の関係性でも。

南雲さんの場合、おうちでは緊張がなかったことにそのご親戚の先生が気づいたわけですね。でも学校では強張っている、ということは学校に何か原因があるとわかったわけですね。

その親戚の先生は、クロスカントリーとかしているスポーツマンで、身体をみる習慣のある人だったので。だから二十分の休憩にグランドをぐるぐる回る時間とか作ってもらえてよかったです。

いいですね。呼吸が詰まってるんだから、走ると呼吸が解放されるんですよ。

そうか。呼吸が詰まって不安を感じているから、呼吸を解放する活動をすると不安がなくなっていくんだ。理由があるんだ。

縮こまっていたのが、走ることでのびのびできて助かりました。

そこで自分のペースが作れますからね。社会のペースと自分のペースは違うでしょ。それがストレスになります。でもそういう時間があると解放できる。

十代の頃、先生からは緊張が強いと言われていました。そこに栗本さんとかがいてラクにするヒントをもらえていたら本当に助かったと思います。

何にそれほど緊張していたんですか？

たとえば中高とテニスをやっていたんですけど、何が緊張するかというと、審判になったときにスコアシートを書けないんです。本当はハンコでもいいと思うんですけど。

じゃあ、特性に合わせたやり方を許可することが、ずいぶん不安を取り除いていくんですね。そういう面では、教育現場に学習障害を周知してもらうのは本人の頭をラクにしますね。

「苦しみ続けたい人」にできること

はい。ただ、当時に比べて世の中は進んでいます。ラクになれる手段は増えています。

コンディショニングの知識もその一つですけどね。

なのに当事者の中には、もうラクになる手段がたくさんあるのに使わず依然として苦しみ続けている人もいます。昔と違ってネットもあるし、ネットで済むことも多くなっているのに、パソコンやスマートフォンの使い方を心得ていないんです。

テクノロジーについていってないんだ。

ずっと苦しみを大事に持ち続けている人たちがいます。

発達障害のつらさを軽減する手段なんてたくさん出てきたのに、ずっと苦しんでいる当事者もいれば、ずっと苦しんでいる当事者が好きな支援者もいますからね。

身体が緊張しきっていると苦しみを手放したくても手放せないことがあります。

なんで？

苦しみを感じるのはおそらく胸だと思います。本当に苦しんでいるときは胸（肩を含めて）で気持ちを抑えたままでいると思います。

そうかも。強張っている感じがしますよね、苦しい人は。

その場合、胸が緊張しっぱなしで呼吸が入りづらくなっています。

そうやって苦しんでいる当事者とそういう当事者が好きな支援者の需要と供給が一致すると、治さない支援が成立しますね。治りたい人は、そこに近づいちゃだめ。

病気でも元気な人はいます。ガン患者でも元気な人はいるでしょう。障害があるお子さんでも同じです。

身体をみると、障害があってもきちんと親の注意を受けている子はわかるんです。そういう子は、多少特性が強くても、身体を整えるとすぱっと変わっていきます。なんか身体が満ちているんです。でもそうじゃないと時間がかかるんですよ。育つ過程でやり残しがあって、心身に未発達なところが残っているのかもしれません。

じゃあ、育つ過程でやり残している人たちが当事者活動して、「障害を理解して！」って叫んでいることってあるのかな？ 私が違和感感じてきた「啓発」にはそれが含まれているのかな？

いびつなかたちで「私たちに目を向けて！」と言っても響かないですよね。そもそも、障害に目を向けて欲しいはずが、自分に目を向けてっておかしいですし。

「育ちの中で注意を受けなかったがゆえのやり残し」を克服するにはどうすればいいの？ 栗本さんなんかアイデアありますか？

私はそういう問題には手をつけません。めんどくさい。

ほらすぐすねる！ ギョーカイみたいに問題放置していないで、なんか考えてくださいよ。やり残しを抱えた人たちがそれをストレートに世間にぶつけるような当事者活動しても、多くの当事者の役には立ちそうもないんだから。

ていうか混乱のもとじゃないですか。そういう人たちが集まっても「自分のこと見て見て」っていう人ばかりなわけだからまとまるわけがない。

そうだ。背骨のワークがいいですね。背骨は英語でバックボーンと言います。背骨という意味の他にその人の生き方を作り出している精神的な支えという意味もありとても大切なところです。

そういうのを聞きたかったのよ。

背伸びや金魚体操を行って背骨を弛めるといいです。あと犬猫みたいに遊ぶとか、ああいう活動が弛むのにいいんですよね。当事者会などでも、童心に戻って身体を動かしてみるといいですね。ただ当事者会で身体のことの話があまり通じないのが残念です。

発達障害関係の人たちって、当事者も支援者も含めて、「身体の学習障害」みたいな人が多いでしょ。なんだか頭でっかち。「気持ちいい」という感覚を追求するのが下手だったり（参考図書『精神科養生のコツ』神田橋條治＝著）。あと不調があって普通だと思っている人も多いですよね。腰痛とか便秘とかＰＭＳとかあって普通だと思っている人が多いでしょ。でもないのが普通なんですけどね。

特別支援教育の関係者って、「弛める」っていうのは重視していないですよね。

わかんないでしょ。だって自分たちがちがちだもん。

わっはっはっはっは。

弛めると怖い人もいるんです。筋肉で鎧作っている人もいるし。力が抜けると怖い人がいます。

でも背骨弛めてその気持ち良さを知れば、ラクになるっていいことだなってわかりますよね。

だからまず背骨を弛めるワークがいいですね。

背骨を弛めるワークをやって、登校渋りとかがなくなっていくケースが多いですけど、一日の終わりに背骨を弛めると、トラウマが消えていく感じですよね。それと背骨が弛まると、なんか発想が湧いてくる実感があります。

家族全体でラクになる

弛んでいないと、頭でっかちになるでしょ。頭でっかちだと相手の姿を見るより自分の頭で分析してしまいます。そうやって分析したことはあまり効果がない。

頭でっかちな状態で分析しても、当たっていないでしょうね。

そう。ご家族でコンディショニングに来ても、親御さんの方が本来の問題と違うところを問題視していることがあります。そういう場合は、お子さんよりご家族の方ががちがちなこともあるんですよ。だから家族でみた方がいいんですけどね。

そういえば僕が出会ったカウンセラーも家族全体をみてくれました。他のカウンセラーは僕しかみていなかったんですけど。たしかに僕ががちがちでも家族がリラックスしてくると弛んできましたね。

そして、カウンセラーにも姿勢と呼吸のことは言われました。身体がきちんと整っていないと、仕事持ってもうまくいかないし、と。もうちょっと自分の身体をラクにすれば……と。信頼関係がある人からの言葉はすんなり入りました。

信頼関係がある人と一緒だと身体が弛むんです。

そうなのか。身体が弛むからアドバイスもゆったりと聞けるんでしょうね。じゃあやっぱり、長い時間一緒にいる家族と信頼関係が成り立っているかどうかって大事だな。

カウンセリング上手な人は、自分の身体も観察しているはずです。そして相手の身体と向き合っているはずです。

南雲さんの治癒の助けになったそのカウンセラーの方は、たくさんの方を見ていらして、姿勢が変わると変わっていくなあ、とかご存じだったんでしょうね。

その方がよく笑う人でした。だからなんかリラックスしてくるんです。

なるほど。

それまでのカウンセラーたちって頭使ってるなっていう感じで姿勢も強ばっていて。そのへんが正直僕、直感的にわかるわけですよ。

南雲さんは字は読めないけど、空気は読めるし人は読めるもんね。それが字を読む能力の代わりに天から授かった能力。

そして「この人話しづらいな」と思っていると「なんでも話してごらん」とか言う。

わっはっは。

シンクロですよ。相手が硬かったら硬くなります。頭だけじゃなく全部でコミュニケーションしているわけだから。逆にコミュニケーションがうまい人は身体ができているし。

僕は就労支援の場にも指導に行きますが、そういうところで職業的なスキル以前に、間合いの取り方とか、そういうことを指導したいんですよね。

間合い取るの上手じゃないと、口でいくらいいこと言えても面接受からないもんね。案外そういう「間合い」とか覚えるのって、犬猫とか飼うといいんじゃないのかしら。愛甲修子さんも犬猫の多頭飼いはだいたい自己治療だと言ってらしたし。

犬は救世主ですよ。うちも、家族を犬がつないでくれました。

学習の保障が不安を解消する

南雲さんも経験されたようですが、僕は不登校のお子さんもよく指導します。不登校の原因の一つが睡眠の不具合です。そしてその裏には不安があることも多いです。

はい。不安と緊張が強かったですね。同じ思考をするのなら、もっとラクな状態で思考をしたかったというのはありますね。

しんどい状態だと、思考はできません。身体が弛まると、悩みは変わらなくてもまた新たな視点で思考できるようになります。

ほー。

色々な角度から見られるようになるんですね。余裕ができるから。

それだけでも大きいですよね。悩みが活かせるようになるんです。

悩みを持つことが悪いことじゃなくて、悩みとの向き合い方に余裕ができてくると安心して明日を迎えられますもんね。

そして南雲さんが不安だった原因の一つは当時、学習障害だということがわからなかったこと、そして学校現場に、学習障害の人に対する学習の保障がなかったからですよね?

だから「学習の保障」って大事。不安を消して、芋づる式のいい事態を呼び込めますからね。

学習の保障の芋づる

学習の保障
↓
悩みを減らす
↓
不安を減らす
↓
眠れるようになる
↓
不登校が治る

潔癖症が治る過程

あと、僕は潔癖症もありましたね。

潔癖症。手とかも洗ってましたか？

よく洗っていました。

手って洗うと落ち着くんですよね。

脳をラクにする一時しのぎだったんだと思います。でも何かやってないと落ちつかない。

そうでしたか。あと、手を無性に洗いたくなるときには首が緊張していたかもしれませんね。首が緊張しすぎていると神経が高ぶってしまうことがあります。神経が高ぶると皮膚が過敏に働くことがみられます。

またそういうカンタンなこと言うのね。

でもね、南雲さんは空気が読める人だということと皮膚は関連していますよ。皮膚が過敏なのは空気が読めることの裏返しです。皮膚が過敏な人が身体を弛めると、敏感さがいい方に出ますからね。

そうか。それが南雲さんの今のお仕事に活きていますね。

苦しみ、痛みとの向き合い方

僕から栗本さんに質問したいことがあります。

なんでしょう。

身体ってラクにならない部分というか、どうしてもラクにならない部分って存在しますか？ それとも全体的にラクになっていくんですか？

実は僕、事故で腰骨折ったことがあるんです。今もボルトが入っているので痛み出す部分もあるんです。

完全にラクにならないものに対しての向き合い方を知りたいんです。

向き合い方ですね。それは大事な問題です。

頭で考えちゃだめなんですよね。

そうです。大事なのは感じることなんです。たとえばね、「痛い」、という感じは痛いだけならなんでもないけど、「痛い」の大部分は不安を付け加えてくるわけです。

ふむふむ。そうだな。

これがだんだん悪くなってきたらどうしよう……とか。どういう風に痛いかとかを擬態語にしたりするといいんですよね。

痛みを「味わう」っていうことですか？

そう、味わう。「じんじんする～」とか。そういう風に向き合い方が変わってくると変わってくるんですよ。でも私も含め多くの人は不安が先行しちゃうんです。「あ、痛い、きた、だめ……」とか。でもちょっと冷静に。「今右痛いけど少し左が痛くなってきた。」とか感じられるとラクなんですけどね。

　痛いのはたしかに悪いことかもしれない。でもそこに余計な記憶とか不安がくっついてしまうと痛みが増えてくることもあるのです。でもね、痛いのは治るんだから。

そういえばそうだ。

身体というものは「自分の生命に対していつでも力を発揮している」と思うんです。だからきちんと感じる。そこを大事にしてほしいんです。さっきも言ったけど、元気と病気は対立していないでしょ。

どういうこと?

ガンでも元気な人はいるでしょ。

たしかに。

自分の生命に対していつでも力を発揮するためには「感じる」ことです。でもたいていは頭で考えちゃうんです。まず感じる。そして痛かったら姿勢変えたり、そういう営みが大事なんです。

考えるより感じる

先ほど浅見さんから、「ラクってどういう感覚かわからない人がいる」というお話がありましたが、ラクがわからない人でも苦しいのはわかると思います。

ラクと苦は一体なんですよ。「苦しい」のはサイン。「苦しい」から始まるんです。

重度の子は本能的に動いているから元気なことがあります。鈍い人も過敏な人もいるけど、鈍い人は時間をかけて弛めればいいんです。身体を通して知っていくしかないですね。

たしかにその、「感じる」という感覚が意識されていないですね。忘れてしまっています。幼少期とかは転んだら泣くんだけど、頭使っていくうちに感じることを忘れていますね。

記憶になってしまうんです。純粋に感じるのが大事です。健康の羅針盤は、まず自分が快いか快くないかが大事です。快い感覚がわかればそういう風になるのはどうすればいいかわかってくるし。それがない人もいますが、そうなると頭でっかちになっちゃう。言葉だけになっちゃう。感じてそこからどう気づくかですね。

そういう感覚を意識し続けるって大事ですね。十代後半で不登校ひきこもりになったときに、「感じる」という言葉があったらよかったです。でも感じるよりまずどうしても考えてしまうわけです。この先どうなるかとか。

そうそうそう。

悪い意味での見通しが立ってしまうので、どうしようどうしようと思ってしまうんです。そして不安が大きくなる。二十一歳くらいで大部分は解決したからよかったけど。

速いよね。

長引いていたら違ったと思います。もっとこじれていたと思います。

外から刺激されても、だいたいみんな頭に刺激を与えようとするじゃないですか。もっと「感じる」ことを大事にすればいいのに。五年十年あとにも考えなければいけないこともあるし、身体をラクにしたあとにも考えなければいけないことあるけど、でもひきこもっている時間に自然に向き合うって、現状をありのままに感じることにも通じる気がします。

そうそうそう。

そうだと思う。

その方がラクだったかもしれない。当時は、朝起きなきゃいけないとか学校に行かないとか……。

頭がいっぱいになっちゃうんでしょ。いいや今日一日くらい行かなくてと思うと次の日行くもんね。

決めるのは腰ですよ。腰が定まると決められるんです。

ぐずぐず決められないのも身体に原因があるということですね。

二次障害とぶつかり稽古

二次障害が起きないように、転ばないようにじゃなく、早いうちから受け身を習うといいと思うんです。

ああそうね。面白いですね。ぶつかり稽古みたいなもんですね。稽古のときに、ぶつかって、ころころ転がるんですよね、あれ。防御と押しの両方を覚えて、転ぶことも覚えるから怪我しない身体になるんですよね。そして自分なりの型を見つけていくんです。

いやなことを避けるのではなく、いやなことはどうしても起きるから、そこで怪我をしない準備をしておくという発想は大事かもしれない。自分がどう押し返せるか、得意な型をつかんでおくのは大事かもしれない（編注：「ぶつかり稽古」で検索すると動画多数）。

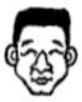苦しみから逃げちゃうとどんどん雪だるま式に大きくなりま

すからね。そのときに親御さんとか周囲が心配しすぎないことが大事です。転んだら「ああだめだ」と思ってしまう親御さんが多いけど。

親御さんだけじゃないですよ。ご本人にも、支援者にも多いです。でももがいて立ち直る力がご本人たちにあることを、もうちょっと信用してあげてもいいのにな、と思います。

ラクになると、精度が上がる

ラクにすることが基本であることとは、栗本さんの二冊の本でわかりました。そして問題はその先だと思います。大技小技を使って、世の中を生きていかなくてはなりません。

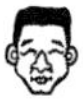そうそう。ラクの先を見ないとね。ラクになると自分の中にあって使える「世の中を渡るための資質」が見えてきます。ラクは一つの通過点です。

それは意識してこなかったなあ、私。そして私が意識してこなかったのは、当たり前だからだと思う。自然にやってきたことだからだと思う。でも言われてみれば、たしかにラクは通過点ですね。その先、きちんと土台を作って、自分の資質を活かして生きていくのが人生ですね。

僕の場合、その通過点を超えたら、精度が上がってきたんです。

精度が上がってきたって？

人と会ってもこの人いける、とかそういうカンの働きが速くなってくるんです。

あ、それはありますよ。仕事で経験積む、ってそういうこと。人と人がすごいスピードでつながっていくし、情報と情報がすごいスピードでつながっていく。問題意識を持っていると、それへの答えが情報や人となって目の前に出てきて、それが仕事になっていく。

だから子どもたちには、二次障害に出遭ってしまうこともあるけど、やはり人と出会ってもらいたいんです。出会う中で、あ、この人いける、とか気が合うとか間が合うとかわかるから。会わないとわからないんだけど、それが特別支援教育関係者は……

――〝ギョーカイ〟と脳内変換中――

……なるべく自分たちで囲おうとするでしょ。あれ絶対良くないですよ。いじめとさえ言えると思います。

治る人から治る

コミュニケーションが苦手、っていうけど、圧倒的な経験不足でしょ、という気がすることも多いんです。つまり、苦手だから経験できる場に出ようとしない。そうするとますます経験できない。社会とはどういうところか、頭だけで膨らませて恐怖感を募らせていく。そして支援者の中に、むしろその恐怖感に荷担するような意見を持つ人もいる。そして囲い込む。でもまあ治る人が出てきたんだから、治しやすいところから治せばいいし、治る人から治ればいいと考えているんです、最近は。

治った人たちが多数出てくれば社会は納得していきますからね。「使える人達は一定数いる」と。社会が理解すれば発達障害の人は生きやすくなると言われますが、別に社会が理解しても棚からぼたもちは落ちてこないですね。だからこそ当事者も、一人一人が力をつけなければいけない、誰を選ぶかは社会が決めることですから。

その通りですね。

社会の理解も、理解してもらいやすいところから理解してもらえばいいと思うんです。じゃないと、いつまでも理解は進みません。

そうそう。最後まで崩れない牙城はあると思うけど、社会の理解は進んでいますよね。では最終章では、「どうやって社会にわかってもらうか」について論議してみましょうか。

栗本さん、本日はどうもありがとうございました。薬や内省以外のアプローチを教えてもらって、とてもよかったです。

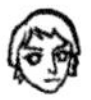 ありがとうございました。

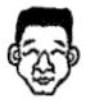 ありがとうございました。

4 社会に発達障害をどうわかってもらうか作戦会議

啓発を再定義する

さて、前章までにわかったことは、「特性への配慮は不安を減らす」ということですね。そういう意味では発達障害について啓発していくことは大事ですね。

そういう意味ではね。ただ、そろそろ啓発の再定義が必要か

なと思います。

再定義？

戦略の練り直しと言ってもいいかもしれません。「理解してください」だけでは広がっていかないということは学習したでしょ。

たしかに。おまけに好ましくない副産物を生みましたからね。「社会が理解すれば棚からぼたもちが落ちてくる」という集団誤学習を当事者サイド、支援者サイドの双方（の一部）に生みました。という現状の中で、啓発を仕事にしている南雲さんはこれからどう啓発活動を展開していくつもりなんですか。

外とつながろうと思います。

発達障害関係者だけじゃなくてね。

はい。発達障害の人が持っている生きづらさや学びづらさを、共通点として持っている人はいるはずです。

言えてる。そう。ギョーカイにありがちな啓発講演を聴いていて感じる反発のひとつに、「一般の人も結構大変だし努力してるんだよ」っていう偽らざる気持ちがわいてきてしまう、というのがありますからね。そうか、違いを強調する啓発もあるけど、つながりを強調する啓発もありですね。

啓発というと、講演とかにこだわりすぎている人もいますが、一対一の会話の中でていねいに説明していくのも啓発だと思います。

「社会が理解さえすれば僕たちはラクになるんです！」と声高に無理難題を吹っ掛けられても反感しか感じないとしても、南雲さんと仕事して、南雲さんがまず私からきたメールを音声で読んで、それから大きい字で打ち出して……とかやっているって聞くと「そうか、配慮しなきゃな」って思いますよ。

それに講演という形式だけに頼っていたら偏りますよね。講演する人は、発達障害の人のごく一部だし、実名の出ていないほうが多いですよね。その人だけの特性や思想しか表に出てこない。

たしかに。でも私の仕事のように、さまざまな脳みその人が力を合わせて仕事が進んでいる現場は世の中多いんですものね。脳みその多様性を実感している人は、実は社会の中にいっぱいいると思うんです。だから一人一人の発達障害の人の生きざまを少数相手にでもいいから地道に伝えていくという方法は有効かもしれませんね。共感を呼ぶと思いますよ。

生きざまを伝えるというのが結局早道かもしれないと思うんです。

だったら啓発は、南雲さんのように有名じゃない人にもできますね。

もちろんです。

学校側に合理的配慮を提案するために

南雲さんは全国を回ってさまざまな親子の相談に乗っていて、「学校にわかってもらえない」という悩みを聴くことはないですか。

 よくあります。ご相談を受ける場は、学校にどう伝えるか、ということを一緒に考える場にもなっています。

 なかなかわかってもらえないという悩みを聞くと、なぜ現場はそれほど理解力がないのだろうかと不思議な気がするのですが、私が色々な場所を回って感じたのは、大人ってそれぞれ特定の文化の中に生きているなあ、ということです。自分が生まれ育った場所（首都圏）も一つの文化に過ぎず、各地さまざまな土壌があるのだなあ、ということです。それぞれの土地の持つ特性が、発達障害の人に良く作用していることもあれば、マイナスになっていることもあると感じています。

たとえば、首都圏では先生たちは色々な大学を出てから先生になっています。でも地方に行くと、だいたいその県の名前がついた大学の教育学部を出た人ばかりで職員室が構成されていたりするので、その分社会の相場観がわかりにくいかもしれないと思います。その結果、脳みそがある程度均等に発達してきた人同士で過ごして

いて、発達に偏りがある子を理解できなかったり、多様な生き方をしているモデルが身近にいないので、偏りのある子の可能性を見出せなかったり、っていうのはあると思います。

逆に首都圏出身者がわかっていないこともたくさんあります。人間関係の良くも悪くも密接なところとか、なんとなく職業に貴賤みたいな概念があってそれを自然にみんな共有しているとか、首都圏の文化しか知らない人に話すとみんなびっくりします。おそらく、知らなくて空気読めない振る舞いをしている首都圏出身者もいるはずです。そういう意味で、首都圏出身者もやはりローカルな感覚なんです。

大人って知らず知らずのうちにローカルな感覚にからめとられているので、大人がみんな「自分を相対化する」習慣を身につけられたら、もっと発達に偏りがある人への配慮も進むと思うのですけどね。

とくに学校の先生たちが「自分を相対化する」ことを覚えてくれ

たら、もう少し発達障害特性への配慮の必要性が伝わる気がしています。私はね。

南雲さんはどうですか？学校の先生たちが発達障害特性を理解しにくいのはなぜだと思いますか？

たとえば年配の先生だと「昔はこういう子はいっぱいいた」とおっしゃいますね。

ああ、言いそう。だったら昔のそういう子はその後どうなったんだろう。栗本さんが推測しているように、そしてヴィジョントレーニングが一定の効果を上げていることからもわかるように、身体の使い方と学習障害が関係あるのなら、昔は生活の中に障害特性を改善する要素（身体を使うことなど）があったのかもしれませんよ。それが現代にないのなら、やっぱり家庭でも学校でも特別な支援がある方がいいですね。

単純に先生が特別な支援をするのを躊躇しているところはありますね。元々の業務が増えているだけに他の仕事が増える事への恐れだと思うんです。

あるでしょうね。

そして親御さんの方も、親が提案することによって子どもに不利益になるのでは……という心配をすることがあります。それに何より、本人が自分が困っていることを認めたくないという気持ちを持っていることもあります。親御さんの方では、この子は普通の学び方では無理だ、と気がついていても、本人が負けを認めたくない、みたいな。

それだけ本人が普通でありたいという気持ちは強いんですね。

はい。でもそこで自分が登場することによって、子どもの「なぜ」にていねいに答えられると考えています。親子と僕、三人で話をすることが多いんですが、本人と話しながら心を開いていくと、じょじょにお子さんが本音を話してくれるんです。何に困っているのか。たとえばノートが取れないんだ、とか。頭の中で文章としてはできているけど文字にすると遅いんだ、とか。頭の中の字と出てくる字がちぐはぐなんだ、とか。具体的にどういう感覚かを話してくれたりするんです。

具体的な症状が南雲さんと話すことによって言語になって伝わるんですね。

はい。そしてお母さんがなぜそれを問題だと思っているのか仲介して今度は僕からお子さんの方に伝えていくんです。診断を受けたい気持ちが親御さんの方にあるのなら、それはよりよく学ぶためだと説明していきます。

診断がスティグマではなく、よりよい学び方への手段だという説明ですね。

はい。そして「学びたいでしょ?」ときくと百パーセント「学びたい」と言いますよ。そのときに診断書は学びを守る武器になるという話をしていきます。攻略法を一緒に考えるという感じですね。

なるほどね。そうやって自分の脳みその特性をお子さんがつかんでいって、それに合った学び方を獲得できるためのお手伝いを南雲さんはしているんですね。

ていうか、学校の先生たちも社会人なんだから、自分の脳みその癖をつかむ習慣はあるんじゃないんでしょうかね。私なんかはとにかく情報は字で得るのが効率いいとか、どこか行くにも地図は読めないから道順は言語化しとこうとか、自分の特徴つかんでいますもんね。じゃないと困るでしょ。仕事をしていく上でも。

学校の特性上、先生は言語に頼って教育しているわけですが、「わかんないなら言ってくれれば助かるのですが」と、先生は言うのですけれど、わかんないことがわかんない子も当然いて、結局、伝えられずに悶々としてしまう。

でも学校だけじゃないかも。保護者でもあるかも、それ。

ああ、あると思いますね。

男女でも違うし。女性って比較的なんでも口に出すけど、男性は文化的な刷り込みもあってつらいこと口に出さなかったりするし。そこのギャップで男女って結構すれ違いますよ。

文化的なものはしょうがない部分がありますが、身体はコンディショニングとかやっていると、ここが使えていないな、とか自分自身がわかるようになってきますよね。そういう、自分を知るという点でも、身体アプローチは心強いなと思います。

そしてそれと同じような効果が、相談にはあるわけですね。どこが使えていないのか親子そろってわかってくる効果。

はい。そうすると身体同様脳も使いやすくなってきます。こういう配慮があればラクになるというのが見えてきます。そこで「どうしてできないんだ」とか「どうしてほしいんだ」とか詰問してしまうとよけいに身体は苦しくなるし、わかりにくくなってきますね。そうすると精神的にも落ち込んで悪循環です。

そこで苦しみのもとを明瞭にする支援を南雲さんはやっているんですね。

はい。支援団体等に連絡を取るとまず団体指定の講座をとってとか言われるケースもあるみたいなんですけど、僕の場合にはまずどこに問題があるかを特定し、今やれることと中長期でやれることを考え出すお手伝いをしています。

そういう相談に乗るためには、ふだんからの勉強もしないといけませんね。だから南雲さんは、読字障害でもたくさん本を読んでいるんですね。それに、時間も経費もかかるでしょ？ それはちゃんと対価が発生する仕事としてやっているんですか？

はい。「相談支援センターみなみうおぬま」という所で週一回相談員をやっていて、それは一日の対価として支払われていますが、個人的な相談については基本、時間も料金も決めていません。お金の余裕は人によって違いますし、僕自身が相談をする側だったとき、持ち時間何十分、その間に済ますためにメモを準備、というのに疲れきったので。でもたいていの親御さんはギブアンドテイクだとわきまえてくださっています。そしてそういう親御さんのお子さんはよくなっていきます。

ああ、それはよくわかりますね。

自分に余裕がないときは

学校との交渉も同じなんです。

ほしいほしいばかりではうまくいかないですね、世の中。

先生の中には一部に態度の大きい人もいます。でも一言、お忙しい中お時間とっていただいてありがとうございます、という言葉を添えるといいと思います。そして子どもなりに勉強したがっている。もがいている。そのための配慮をお願いしたい、という姿勢の方がうまくいくと思います。

でも色々な意味で余裕のない人もいるでしょ。

余裕がないのはわかるんだけど、余裕がないなら作っていかないと。

なるほど。正論ですね。

じゃないと、その想いの伝導率が悪くなってしまうんです。せっぱ詰って「困っているんです」ばかり訴えても、全部うまくいかないですよ。

なるほど。そうやって戦略的に交渉していくお手伝いをしているんですね。

たとえば「障害者差別解消法が施行されます。合理的配慮は学校側の義務になります」っていう事実は情報として入ってくるので知っています。でもそのまま言ってしまうと通らないですからね。

そりゃそうだ。

気持ちはわかるし、すぐなんとかしたいのもわかります。でも段取りして交渉していかないと、何か説明する紙を渡しても放置されるだけです。啓発の講演も一緒ですよ。文科省の調査で発達障害のパーセンテージがどうこうで、だから困っているんですと言っても一般の人は、「で?」で終わりです。

たしかに。

学校との交渉でも、なんでこの子にとってこれが必要なのか伝える必要はたしかにあるんですが、全部受け入れてもらえることはありえないと思っているくらいでいいですね。三割受け入れてもらえたら上出来かな。

そういう交渉の仕方を一緒に開発しているのね、南雲さんは。

才能がある？ それで？

今困っている人に対して、安直な言葉を使う支援者は多いんですけどね。

安直な言葉って？ 合理的配慮とか？

いや、才能。

才能？ ああ、そっちかー。

読めなくても才能伸ばせばいいんだよ、とか結構カンタンに言うんだけど、でも今困っているんですけど、って。でも親としてはそこで支援者に、変に自分の意見を言えないんですよ。

なんで？　今困っているのに「才能、才能」と絵に描いたもちを振りかざされても困ると思うけど。

親は支援者に嫌われたくなくて意見言えないんです。

なんで？

少しでも情報引き出したいから。

へえええ。

そうすると率直に言って支援団体は勘違いするでしょ。たぶんね、こういえば親御さんを一応納得させられる、みたいなセオリーみたいなのがあるんだと思います。

あるある。自閉症で言えば「環境調整」「社会の理解」のコンボ、みたいな。

それを聞いてても親御さんは「なんなんだろう」「今何したらいいんだろう」って内心思っていて、相談しにいっているのに悩みが増える。実際今何していいかわからない。とりあえずなんとかセンターに行ってくださいで終わったり。

意味ないですよね。発達障害者支援法が施行されて時が経った今、センターに行ってもどうにもならなかった人たちが大勢出ているのが現実じゃないですか。なのにギョーカイの有名医に講演会で困り切った人が質問すると、やっぱり「センターに行ってください」って言われてて、見ててぽかーんとしたことありましたよ。他に手はないのかしら、って。たぶんないんだろうな。

そういう状況の中でちょっと支援者は口が多すぎますね。

口が多い？

余計なことを言いすぎです。大丈夫ですよ、とか。大丈夫って言われることが不安をどんどん煽っているような気がします。その楽観性はどこからきているんでしょうね。

そしてそういうところで「自分もそういう傾向あるけどハッピーなんです」とか言うでしょ。

言う言う。ギョーカイ人で自分も凸凹認定する人は多いですよね。

はあ？ と思います。それが大丈夫なしるしみたいに。でも大丈夫じゃないから苦しんでいるわけだし、そこをなんとかするのが支援者でしょ。そしてなんとかするためには言葉には限界があるわけだから、言葉だけじゃなくて実際どうアクション起こしてどう子どもを守ればいいのか具体的な提案をしていかないといけないと思います。手をたくさん教えて、オプションがあると教えていかないと。

見せてあげればいいですね。

進路選択に関してもね、学校は変えてほしくないんで、通信制だけじゃなく広くオプションはお話しています。定時制もある、フリースクールもある。これは自分の体験からなんですけど、いったん決めたところに行けない状況を作って転入は不本意だと思うんですよ。自己肯定感育たないし、友だちも失いがちですし。自分からもっとレベルの高いところを求めて転入するケースならいいんですが。

そういう選択肢はどこで学びますか？

全国回ってですね。情報が仕入れられます。

やっぱり足で拾っているんですね、情報を。

それとね、自らを凸凹認定して慰めたつもりになっている支援者の先生たちにお願いしたいことがあります。じゃあなんでご自分は凸凹の脳みそだけど一応職業を持って暮らしていけるようになったのか、保護要因を突き止めていただきたいんです。そうすると現代の社会情勢のせいにする人が多いんですが、「親のしつけがきちんとしてた」とか「早寝早起き朝ごはんが当然の生活だった」とか、それもまた社会情勢ですからね。マクロな社会情勢じゃなく、ミクロな社会情勢なら、それぞれの家族がコントロールしやすいんですからね。やれることはちゃんと明らかにして、やったらいいんじゃないでしょうか。マクロな情勢を嘆いているばかりじゃなくて。

「才能」と「障害者枠」究極の二択という就労支援の現実

浅見さんの作った本を読んで思うのは、地に足がついているということです。お金の話とかもちゃんと書いてあるし。でも支援者は、地に足がついていないことをぽんぽん言うんですよね。

才能があるから、もその一つですね。

将来設計にしても、絵の才能があるから絵で食っていけば、とか。でもそれってフリーランスですよねって思うんですけど、そういう話をしないですね。フリーランスで働くとすれば、誰が交渉をするの？ 個人でやれるだけの人脈はどう作るの？ できないことは誰に頼むの？ と解決すべき問題が次々出てくるんですが誰もそんなことには言及しない。全然地に足がついていないです。

初期のADHDの支援でそういう言論は強かったですね。

いとも簡単に「得意で生きていく、不得意なところは人にまかせる」とおっしゃるわけだけどじゃあ誰がやるのっていうと……。

支援者はその業務をする時間はまずないです。

それこそ間にエージェントがビジネスとして入れるレベルじゃないと社会的資源にはたどりつかないいんじゃないかな。

ご飯を食べられるレベルじゃなくても平気で「これで生活していけば」って言いますよね。

趣味的なレベルでも、好きな活動をするのは治療にはなると思うんです。絵でも音楽でも。でも食べていけるかどうかを判断するのは支援者じゃなくその道のプロなんですよ。治療的なレベルと食べていけるレベルは違う。

「絵うまいね、絵で食べていけば」と安易に言うのは無責任です。

そしてそれで仕事が来ないと「社会の理解が足りない！」ってなるけど、絵で食べていける人なんてすごく少数ですよ、障害がなくても。

そして「才能を活かす仕事」と「障害者枠の仕事を探す」の中間がないんですよね。

あ、でもそれは、ギョーカイの産業構造上仕方ないかもしれない。あるときね、就労支援者に「なんで障害者枠を勧めるんですか？」ときいたら「じゃないと我々がかかわれませんからね」っていう答えが返ってきて、すがすがしいほど正直だわ、と感心したんです。当事者が障害者枠にふさわしいかどうかの前に、障害者枠で就職してくれないと自分たちがかかわれない、という前提があるんです。だからやはり、アインシュタインのような天才ではないけれど障害者枠以外の選択も考えているのなら、当事者保護者が自分で社会情勢を学んで自分で道を切り開いていかないといけないんですよ。

だから、自分が支援するときには選択肢を見せたいんです。料理と同じで、素材を渡してアレンジ自由の方が楽しいでしょ。そこに個性が生まれるし。「このやり方しかない」というより。

そうやって人生が面白くなってくると今度は自分から情報を得に行きますからね、どんどん。そうするとあきらめずに済むんです。

そのきっかけがない人が多いですね。

普通のコミュニケーションをしてみよう

先ほど、いくら才能があると支援者が言っても、「得意」と「ご飯食べられる」はレベルが違うという話が出ましたが、少なくともその道のプロじゃないとこれで食っていけるとかわからないはずですよね。だとしたら「きいてみれば?」って思うんです。その道のプロに。

答えてくれるかどうかは向うしだいだと承知していればいいと思いますよ。

そういう機会を設けることが、ひきこもり状態から外に出るきっかけにもなるし。行動を選択するのは当人であるべきだし、その行動に対して支援してあげてほしいです。そして傾聴のうさんくささってあるでしょ？

傾聴のうさんくささ？

何言っても「うんうんうん」とうなずく、みたいなコミュニケーションです。でもおかしくないか、と思ったら「それっておかしくない？」って伝えるのが普通のコミュニケーションでしょ。

ああそうか。そういう普通のコミュニケーション、支援の場ではしませんね、そういえば。

もちろん、コミュニケーションの段階があるので、それでいい時もあるのでしょうけれど、じょじょに自然なやり取りをしていくことが社会に入りやすくなるトレーニングになります。そこから、本人がどのようなコミュニケーションを選択していくかは自由なんです。

社会が理解すれば棚からぼたもちが落ちてくる？

僕は講演活動をきっかけに名前を知ってもらっているから、それを活かしたいんですよね。講演はきっかけで、じゃあ次に何ができるか、と考えると、ていねいに相談に乗っていくことだと考えているんです。じゃないと「社会が理解してくれたらラクできる」って誤解が広がります。「ラクになる」じゃなく「ラクできる」なんです。ラクできると信じてしまっている人がそれなりの数いるんです。

あああ、たしかにそうだ。

今の啓発って「社会が理解すれば棚からぼたもちが落ちてくる」みたいな論調です。理解が広がればそれだけでうまくいく、みたいな。でもそうじゃないです。自分の力をつけとかなきゃ。じゃないと特性に関する知識が広がっても、特性があるのはわかった、でも使えないね君、っていうことになります。発達障害以外の問題があるのなら、それをきちんとみつめて対処しておかなくては社会の理解が広がっても活躍の場はできません。

そもそも社会の理解って、漠然としすぎている話です。発達障害のみをわかってくれるという認識ではなく、自分の全部がわかってもらえるとカンチガイする人も出てくる。でも、本人もできる限りの努力はするべきなんです。社会というものは、思う以上に寛容で、努力している人には優しいものです。

その通りだと思います。多少もたついても頑張っている人は応援されますよね。そして努力が実るための配慮はどんどん要求すればいいと思いますよ。そういう配慮はね、発達障害の人相手じゃなくても社会は自然にやっているんですけどね。

まとめましょう。南雲さんは

▼社会が理解しても棚からぼたもちにはならないという現実を知

らせつつ

▼その人たちが努力できるような合理的配慮は求めていきたい。

▼それは講演活動だけじゃなく個人的に外とつながることによって、そして自分をわかってもらうことによって一人一人ができること。

だと考えているわけですね。

社会の理解が広がると生きやすくはなるだろうけど都合よくいいことは起きません。起こすのは自分だし、成果に対して喜ぶのも自分です。

保護者にはそれを応援してほしいんですね。

「自己肯定感は一日にして成らず」です。

そうですね。それを応援してほしいですね。そこに至るのは地道な努力。一日一日、課題をこなしていくこと。そういう日々の積み重ねが、自己肯定感を育みますね。つまらないことほめられても育めない自己肯定感を。

成果に対してほめられるのは大事です。でも障害があるからほめる、みたいなのは変ですよね。支援者はほめるのが早すぎることがあります。早すぎると全然効果ないし、むしろ努力しなくなる一因になります。

「見えない障害つらいよね」「社会に合わせなくていい」「社会が理解すればいい」ばかりでは何も前に進まないです。人間そもそもカンタンにわかり合えないんだし。

そうそう。私がこれまで啓発を有効な支援だと思えなかった理由の一つがそれですね。啓発の結果、本人の成長にとってはマイナスの事態が起きているから。

社会が理解すればラクになるではなくラクできると思っては大間違いです。ラクに稼げると思っては大間違いです。そういう誤学習をしてしまうと、稼げなかったら社会のせい、こんなに才能豊かなのに、才能を認めない日本社会がどうのこうの、という方向に行きます。そして成果が上げられないので精神世界にはまったり。朝早いセミナー行ったりして充実しているつもりになったり。でも現実は無職だったり。

現実に気づくといいですね。ある時点で。

もちろん、治療の一環としてとらえれば、なんの問題もないですが、治療の先を見据えていく必要があります。でも、考えに軸がなく、腰が入っていない状況では安定しないってことなんです。

仕事探してからやればいいのにね。まあ、ギョーカイは不思議な振る舞いを注意しないから。はっきり注意はしないのに、親には門戸を開いていてもかたくなに成人当事者の参加を拒否している支援団体も結構あったりします。つまり、成人当事者を外に向かっては受け入れてくれといいながら自分たちの会には入れない、っていう。これも変な話です。

その矛盾に気づき始めている当事者、保護者は増えていると感じています。

結局、一部の成人発達障害当事者の振る舞いには支援者も困っているんですよね。だけど振る舞い方は教えない。何しろ自己肯定感が大事だからダメ出しはできない。でも相手にはしない。本当のこと教えてあげない。私はその点、さんざんやってきましたよ。振る舞い方を知らない人にはちゃんと教えてあげる。その最たるものが自閉症者相手に裁判起こしたことだと思いますが。みんな教えると学習しますよ。ある意味自閉の人は素直だから受け入れがいいんです。なんであの受け入れの良さを使わないのかな。

支援者は、本人にとって必要な優しさを誤解している可能性はありますね。

理解じゃなくて、誤学習を増やしていますね。当事者も、支援者も、そして社会も発達障害のリアルな姿からむしろ遠ざけられている啓発では理解は進まないですね。

「リアルな」理解を

先日大きな講演会に行ったらね、終演間際に過呼吸らしき発作を起こした当事者らしき方がいました。静かな中に奇声のような発作の声が響き、お母様らしき方が連れ出していました。発達障害の方はてんかんを持っている方もいるし、やはり大人数の会場で長時間座っているのは体力もいるし感覚的にもきついし、限界になったんだと思います。まあそういう特性を持った方が集まる講演会だからそういうこともあるよね、ということで会場もあまり動じなかったんですね。

　でもそこでたった一人「うるせー！」って怒鳴った男性がいたんです。それもまた、当事者性を感じさせるわけです。聴覚過敏と衝動性が合わさると、まあ怒鳴りたくなってしまうんでしょう。

なるほど。

でも社会に発達障害を理解してもらうっていうとき、過呼吸を起こす「かわいそうな当事者」についてはとうとうと語っても、そこで「うるせー!」と怒鳴ってしまう人についてはは語りたがらない、みたいな、わりと仲人口ベースの啓発って多いじゃないですか。でも天使説だけ広げようとしても無理ですよね。

リアルに発達障害と向き合えば、戸惑う場面は確実にあります。むしろそこで支援者が適切な対応をすれば「ああ、何か問題があってもああ対処すればいいんだ」とわかります。それが大事なところのはずで、理解も進むはずですね。

理解より経験値が必要な時もある

たとえば「障害を理解してもらって当然」と思うといきなり

宴会で「私はアスペルガーでコミュニケーションが苦手です」とか話し出されたりするんですけど、それは一般社会でやってしまうと「めんどくさい人」と思われますよね。戸惑うんですけど、ある意味「社会が理解すればいい」という啓発の被害者にも思えるんです。

これは明らかに間違った啓発による誤学習ですね。苦手さを先に伝えておいた方がよい場面はありますが、いきなりだと白けます。それに、宴会だってたまには話し相手のない時間帯もあるでしょ。

あるある。

そうやって話し相手のない時間帯があるのは普通だし。その時間も楽しむって大事です。そのためには場数は大切です。

それで話の糸口をつかもうといきなり大きすぎる質問、パーソナルすぎる質問をしたり。

質問力を鍛えておくって大事なんです。コミュニケーション苦手で片づけてはいけないんです。ならば何が苦手なのか突き止めて、それを教えてあげるのが支援でしょう。質問力鍛えた方がいいよ、とか。

そうやって鍛えて場数踏めば苦手なりに成長していきますからね。

社会の理解の先にあるものを見よう

発達障害者の抱える生きづらさを短絡的に社会のせいにしてしまうとその言論を真に受けて、図に乗る当事者も出てきます。ややこしい当事者は、結局社会を批判する世界でしか生きていけなくなります。そんなことを考えている暇があれば、生きていく力をつけることに専念する、その力をつける手伝いをするために支援者は存在するんです。学習障害者が日本語をきちんと使えないのなら、きちんと使えるようにするのが支援。そこを指摘することがよくないとする支援では支援とは呼べない。ありのままでは社会は受け入れないですよ。受け入れが面倒ですから。

たまたまなんらかの突出した才能に恵まれた人が学習障害者の中にいたとしても、それは学習障害だから才能があるんじゃなく、その人に才能があるわけです。その人は大いに才能を開花していけばいいし、そうでなければ、地道に力をつけていけばいい。天才なんて、めったにいないものだし、そもそも障害と結びつけるのは不自然だと思います。それに診断受けてそうもない著名人とか平気で発達障害の仲間に入れるじゃないですか。著名人の人権ってどうなっているんでしょうね。

すでに死んでいる外人を仲間にするのが好きですね。アインシュタインとかエジソンとか誰が診断したか知らないけど。それでいて今この時代を生きている当事者がちょっとよくなると、本当は障害じゃなかったんだとか言うの。治ると偽者扱いなので、発達障害は絶対に治らないことにできる。最強です。結局支援者が社会に障害理解を促す道具としていつまでも治らない当事者を使っているんじゃないかと思うことがあります。

ややこしい当事者はそうして育っていきますからね。誤学習のかたまりです。ただ、そうでない当事者はいて、学習障害という言葉は強烈ですけど、学習障害者も正しく学習していきます。その証明をしていく。それが僕の啓発です。

それはいいですね。

僕が活動を続けられるのは、自分の言葉に共感し、応援してくれる人がいるからです。その人たちの声をアレンジして社会に伝えていくのが自分の役目です。内容は発達障害に限らず、一人の人間の生きざまや思考の過程を披露していきます。障害のあるなしに関係なく、人はつながる事ができて、一緒に生きていく事ができることを証明できれば、現在、苦しんでいる全国の子どもたちの安心を増やせると考えています。

誰かが勝手に決めてしまっている天井を打ち破って成長している発達障害当事者がたくさんいることを、どうぞ全国で伝えてください。それが希望につながりますから。

楽観も悲観もあるけれど、希望も捨てない

 希望は、元々備わっている人間の資質です。その資質を開花できる社会を作っていけるように、仲間を募っていきます。

 いいですね。一人の人間として、できることもできないこともあるけど、きっちり生きる姿を見せる。それがどう考えても、最高の啓発につながります。当事者や保護者にとっても、支援者にとっても、そして社会にとってもね。

発達障害の人たちは、社会の中で生きていくんですから。

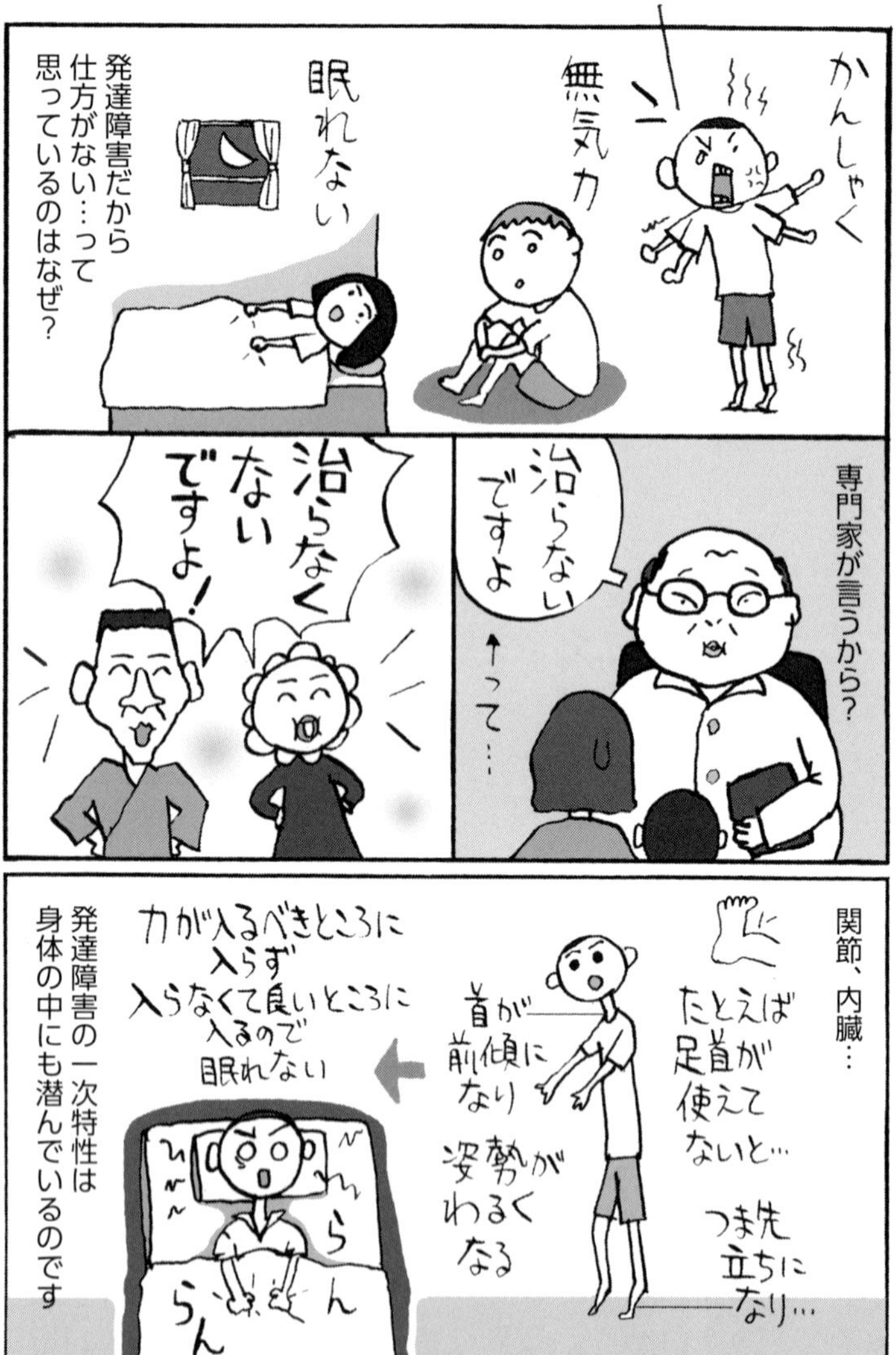

かんしゃく
無気力
眠れない
発達障害だから仕方がない…って思っているのはなぜ？
専門家が言うから？
治らないですよ
↑って…
治らなくないですよ！
関節、内臓…
たとえば足首が使えてないと…
つま先立ちになり…
首が前傾になり
姿勢がわるくなる
力が入るべきところに入らず入らなくて良いところに入るので眠れない
らんらん
発達障害の一次特性は身体の中にも潜んでいるのです

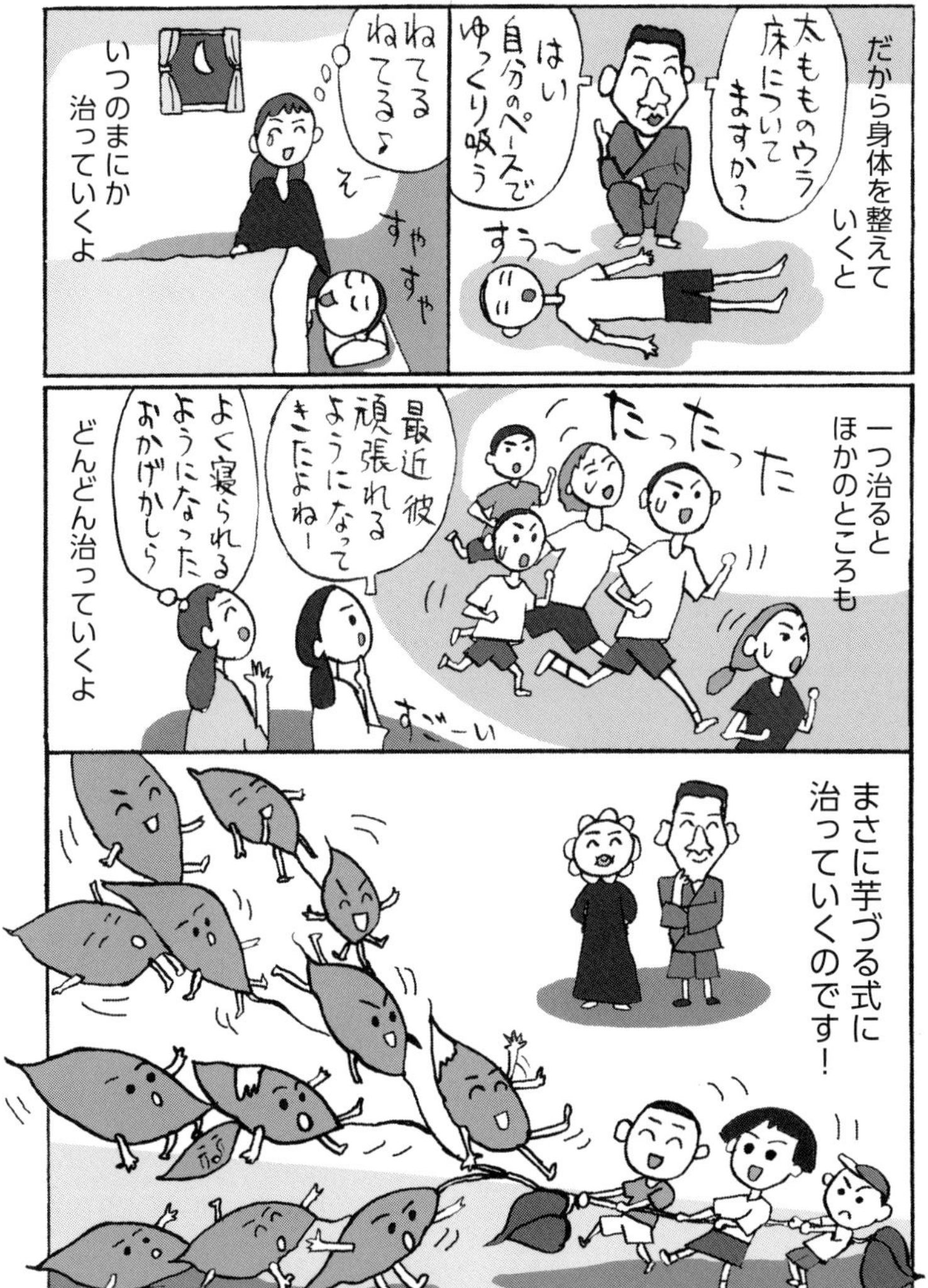
だから身体を整えていくと
太もものウラ床についてますか?
はい自分のペースでゆっくり吸う
すう〜
ねてるねてる♪
そー
すやすや
いつのまにか治っていくよ
一つ治るとほかのところも
たったった
最近彼頑張れるようになってきたよねー
よく寝られるようになったおかげかしら
どんどん治っていくよ
すごーい
まさに芋づる式に治っていくのです!

『芋づる式に治そう!』より引用

関連図書

● 南雲明彦関連書

僕は、字が読めない。（小菅宏＝著／集英社インターナショナル）
泣いて、笑って、母でよかった（小菅宏＝著／WAVE出版）
LDは僕のID（南雲明彦＝著／中央法規）

● 身体アプローチ、コンディショニングの本

自閉っ子の心身をラクにしよう！（栗本啓司＝著／花風社）
芋づる式に治そう！（栗本啓司・浅見淳子＝著／花風社）

● 花風社関連本

発達障害は治りますか？（神田橋條治他＝著）
脳みそラクラクセラピー（愛甲修子＝著）
自閉っ子、こういう風にできてます！
（ニキ・リンコ、藤家寛子＝著）
10年目の自閉っ子、こういう風にできてます！
（ニキ・リンコ　藤家寛子＝著）
30歳からの社会人デビュー（藤家寛子＝著）
自閉症者の犯罪を防ぐための提言（浅見淳子＝著）

● その他参考にした多数の本の中から……

精神科養生のコツ（神田橋條治＝著／岩崎学術出版社）
怠けてなんかない！シリーズ（品川裕香＝著／岩崎書店）
発達障害の子どもたち（杉山登志郎＝著／講談社新書）
発達障害のいま（杉山登志郎＝著／講談社新書）
すべての子どもに今必要な教育は何か
「発達障害の再考」収録（品川裕香＝執筆／風鳴社）

著者紹介

南雲明彦（なぐも・あきひこ）  

1984年11月 新潟県湯沢町生まれ。
通信制高校・明蓬館（めいほうかん）高等学校の共育コーディネーター。株式会社システムブレーンの講師として、全国各地で、参加者に安心や希望を持ち帰ってもらうことを目標に講演や座談会を行っている。21歳の時に学習障害であることがわかり、「自分と同じ思いはさせたくない」をモットーに悩んでいる親御さんや子ども達との対話を繰り返している。
著書に『LDは僕のID～字が読めないことで見えてくる風景～』（中央法規）、生きざまがテーマとなった本に『僕は、字が読めない。～読字障害（ディスレクシア）と戦いつづけた南雲明彦の24年～』（小菅宏＝著／集英社）、『泣いて、笑って、母でよかった ～読字障害・南雲明彦と母・信子の9200日～』（小菅宏＝著／WAVE出版）などがある。
人間力大賞「厚生労働大臣奨励賞」、「東京商工会議所奨励賞」受賞。内閣府「障害者差別解消支援地域協議会の在り方検討会」委員。「相談支援センターみなみうおぬま」相談員。「OTON GLASS」外部アドバイザー。
● 南雲明彦 オフィシャルウェブサイト：http://nagumo-akihiko.com/

浅見淳子（あさみ・じゅんこ） 

編集者。株式会社花風社代表取締役。
異文化としての発達障害に興味を覚え、当事者との交流を楽しんでいる。と同時に、発達障害者が抱える身体面と社会性・情緒面の困難性のつながりに早くから気づき、『自閉っ子シリーズ』をプロデュース。啓発を続ける傍ら、この症状を改善する方法はないかと模索し続けてきた。その成果として神田橋條治医師、長沼睦雄医師、臨床心理士の愛甲修子氏、スポーツ指導者の森嶋勉氏、本書に登場の栗本啓司氏等の実践に触れ、発達障害者の心身をラクにする方法を伝える書籍を編集。書籍という形で優れた臨床家の実践を伝える工夫を重ねてきた。
著書に『自閉っ子と未来への希望』、『自閉症者の犯罪を防ぐための提言』、ニキ・リンコとの共著に『自閉っ子のための努力と手抜き入門』、藤家寛子との共著に『自閉っ子的心身安定生活！』、栗本啓司との共著に『芋づる式に治そう！～発達凸凹の人が今日からできること～』（いずれも花風社）がある。

ゲスト：栗本啓司（くりもと・けいじ） 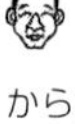

障害児・者の体操指導に長年携わる。からだ指導室あんじん主宰。
『自閉っ子の心身をラクにしよう！』等著者。

治《なお》ってますか？　発達障害《はったつしょうがい》

2015年7月27日　第一刷発行
2016年9月10日　第二刷発行

著者　南雲明彦　浅見淳子

装画・マンガ　小暮満寿雄
デザイン　土屋 光
発行人　浅見淳子
発行所　株式会社花風社
〒151-0053 東京都渋谷区代々木 2-18-5-4F
Tel：03-5352-0250　Fax：03-5352-0251
Email：mail@kafusha.com　URL：http://www.kafusha.com

印刷・製本　中央精版印刷株式会社

ISBN978-4-907725-94-5